Birgit Frohn

Nahrung als Medizin

Alles über die heilende Wirkung
in unseren Nahrungsmitteln

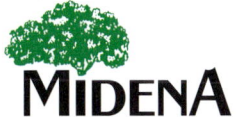

MIDENA

Inhalt

»Gesundheit geht auch durch den Magen« sagt eine alte Volksweisheit. Mit dem vorliegenden Buch wollen wir einen Einblick in die lange Geschichte der essbaren Arzneien und deren Gebrauch vermitteln.

Ob zur Reinigung des Gesichts, als Grundlage für Aufbaucremes und Pflegemasken, als Zusatz für Entspannungsbäder oder als Haarspülung: Nahrungsmittel können im Handumdrehen zu Schönheits- und Pflegemitteln werden

Vorwort

Seit undenklichen Zeiten befriedigt Nahrung nicht nur körperliche Bedürfnisse und kulinarische Gelüste, sondern wird auch als Arznei eingesetzt. Die Überzeugung, dass Nahrungsmittel Eigenschaften besitzen, welche die Gesundheit erhalten oder wiederherstellen können, lässt sich bis in die Anfänge der Medizingeschichte zurückverfolgen. Von den umfangreichen Kenntnissen alter Kulturen über die heilkräftige Wirkung von Speisen zeugen beispielsweise Werke wie der »Papyrus Ebers«, eine auf 1550 v. Chr. datierte altägyptische Sammlung von Heilrezepten, die bestimmte Nahrungsmittel empfehlen. Auch das viele Jahrhunderte später um 1150 n. Chr. von der heilkundigen Äbtissin Hildegard von Bingen verfasste »Causae et curae« sowie ihre »Physica« geben das reiche Wissen um die heilsame Wirkung von Nahrung wieder.

Schon die Ernährungslehre unserer Vorfahren umfasste mehr als nur die Auswahl geeigneter Lebensmittel. Sie war zugleich die angewandte Kunst der gesunden Lebensführung, also ein, wie wir heute sagen würden, ganzheitliches Konzept.

Nachdem das alte, wertvolle Wissen um das heilkräftige Potential unserer Nahrung über lange Zeit in den Hintergrund getreten und beinahe schon vergessen war, wird es nun sozusagen aus der Mottenkiste geholt und kräftig entstaubt: Die Erforschung der Wirkungsweisen unserer Nahrungsmittel läuft auf Hochtouren.

Kleine Änderungen, große Wirkung

»Lasst eure Nahrung Heilmittel sein und Heilmittel eure Nahrung.« Diese Aufforderung des Hippokrates, des großen Heilkundigen der Antike, war vielleicht nie so aktuell wie heute. Die Forschungsergebnisse der letzten Jahre bestätigen auf eindrucksvolle Weise, wie weise und zutreffend die überlieferten Gedanken zu unserer Nahrung waren. Denn das Wissen um die Inhaltsstoffe von Nahrungsmitteln und deren Wirkungen auf den Körper wird immer fundierter und umfangreicher. Nahezu täglich werden erstaunliche Neuigkeiten aus den Laboratorien der Wissenschaftler über Apfel, Knoblauch & Co. bekannt: Viele Nahrungsmittel sind überaus reich an wertvollen Inhaltsstoffen und können demzufolge im Körper als Medizin wirksam werden.

Dabei soll und darf jedoch nicht vergessen werden, dass viele Menschen auf unserem Planeten unter- beziehungsweise mangelernährt sind und keine Möglichkeit haben, sich auszusuchen, wovon sie sich ernähren – von Nahrung als Arznei zu sprechen, erscheint angesichts dessen beinahe zynisch. Doch umso mehr sollten wir aus einem unüberschaubaren Angebot an Nahrungsmitteln das für die Gesundheit Beste auswählen und von der Heilkraft unserer Speisen Gebrauch machen.

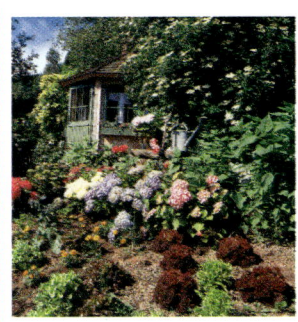

Im eigenen Garten selbst angebautes Obst und Gemüse – gesünder kann man sich kaum versorgen.

Nahrung für die Gesundheit und Schönheit

Dieses Buch dokumentiert die heilsamen Kräfte einer Reihe bekannter Nahrungsmittel aus Obstgarten, Gemüsebeet und Getreidefeld, aus Bienenstock und Melkeimer, es empfiehlt bestimmte Nahrungsmittel zur Linderung leichter Beschwerden, zur Vorbeugung schwerwiegender Erkrankungen sowie zur Pflege von Haut und Haaren. Bei diesen Heil- und Pflegerezepturen handelt es sich um eine Kombination aus überliefertem volksheilkundlichen Heilwissen und wissenschaftlich belegten Erkenntnissen.

Nicht zuletzt angesichts der Fülle an Daten und Informationen kann dieses Buch den derzeitigen Wissensstand über die immensen Kräfte unsere Nahrung nicht vollständig wiedergeben. Sein Anliegen ist vielmehr, Ihnen interessante Neuigkeiten aus jüngster Forschung – verbunden mit bewährtem Heilwissen der heimischen wie auch fremdländischen Volksmedizin – vorzustellen, die Ihnen bei der täglichen Pflege Ihrer Gesundheit nützlich sein können.

Schönheit kommt auch von innen, und die Ernährung spielt für Wohlbefinden, Gesundheit und Aussehen eine nicht zu unterschätzende Rolle.

Birgit Frohn   November 1997

Gesundheit geht auch durch den Magen

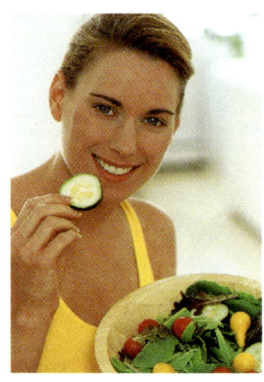

Knackig frische Salate helfen fit zu bleiben und sind ein Hochgenuss.

Wie bereits Hippokrates vor mehr als zwei Jahrtausenden wissen auch wir heute, dass Nahrung eine wirkungsvolle Arznei sein kann. Denn Nahrungsmittel liefern nicht nur Energie für Geist und Körper und steigern unser Wohlbefinden, sie können auch einfache Beschwerden lindern und schwerwiegenden Erkrankungen wirksam vorbeugen. Zusammen mit der Erforschung der Mechanismen, die Krankheiten zugrunde liegen, verleihen die heutigen Erkenntnisse dem alten Wissen über die Apotheke in Küche und Garten neue Aktualität: Sie zeigen auf eindrucksvolle Weise, dass die Natur die besten Heilmittel bietet.

Dass die Gesundheit auch durch den Magen geht, sollen Ihnen die nun folgenden Seiten vermitteln; ebenso geben sie Ihnen einen Einblick in die lange Geschichte der essbaren Arzneien und deren Gebrauch in anderen Kulturkreisen.

Nahrung als Medizin

Schon damals galten Linsen als Heilmittel bei Durchfall, und auch Trauben und Rosen kamen zu heilsamem Einsatz.

Der Versuch, mit Nahrungsmitteln Krankheiten zu vermeiden oder zu behandeln, blickt auf eine lange Tradition zurück. In Stein gehauene Heilrezepte mit Speisen und Getränken der Sumerer von 4000 v. Chr., ebenso ägyptische Papyri mit umfangreichen Diätempfehlungen bei verschiedenen Krankheiten, datiert auf 1500 v. Chr., zeugen von den umfassenden Bemühungen unserer Vorfahren.

Die Ärzte und Heiler der Antike verordneten gegen Krankheiten jedweder Art überwiegend Nahrungsmittel. Von Plinius (23–79 n. Chr.), einem berühmten griechischen Naturforscher und Arzt, ist uns beispielsweise überliefert, dass er Kohl zur Behandlung von 87, Zwiebeln von 28 verschiedenen Krankheiten verwendete. Doch auch in den folgenden Jahrhunderten bis in die Neuzeit hinein hoben Ärzte stets die Bedeutung der Ernährung zur Vorbeugung und Heilung hervor, so etwa der Schweizer Arzt Bircher-Benner oder der Bakteriologe Werner Kollath. Im Kapitel »Von Ananas bis Zwiebel« (siehe Seite 114) finden Sie zahlreiche Vorschläge für den Einsatz von Nahrung als Heilmittel.

Den Erfahrungsschatz einheimischer Heilkundiger erweiterten Reisende aus fremden Kulturkreisen und Erdteilen, bei denen andere Behandlungsmethoden und Heilpflanzen bekannt waren und angewandt wurden.

Heilmittel quer durch die Kulturen

In vielen Kulturen dient Nahrung traditionell als Heilmittel. So machen die Heilsysteme des asiatischen Kulturkreises, etwa die alte chinesische Medizin, der Ayurveda oder die indische Volksheilkunde, seit über 40 Jahrhunderten keinen Unterschied zwischen Arznei und Nahrung; sie zählen eine auf die individuell unterschiedlichen Bedürfnisse abgestimmte Ernährungsweise zu ihren wichtigsten Therapien.

Schon in alten Zeiten waren Heilkundige wegen ihres Wissens hoch angesehen.

7

Essen in Harmonie mit dem Kosmos

Die Ernährung ist eine der zentralen Heilmethoden in der chinesischen Medizin und entsprechend gibt sie ganz spezifische Ernährungsempfehlungen zur Behandlung zahlloser Beschwerden. Denn dem chinesischen Weltbild zufolge ist der Mensch ein Abbild des Kosmos, ein in sich geschlossener Mikrokosmos, der alle Einflüsse, die aus seiner Umwelt, dem Makrokosmos, auf ihn einwirken, widerspiegelt. Dabei misst die traditionelle chinesische Medizin den Lebensumständen eines Menschen und damit auch seiner Ernährungsweise eine große Bedeutung für sein Wohlbefinden und auch für die Entstehung von Krankheiten bei: »Was immer der Vater einer Krankheit gewesen ist – die Mutter war schlechte Ernährung.«

»Das Kraut, an dem Erdbeeren entstehen, ist mehr warm als kalt. Es verschleimt den Menschen, der es ißt, und für Heilmittel taugt es nicht. Auch die Früchte verursachen gleichsam einen Schleim im Menschen, der sie ißt…«
Hildegard zur Wirkkraft von Erdbeeren

ZU GAST BEI HILDEGARD VON BINGEN

Die Ernährungslehre, eine der vier Säulen der Hildegard-Medizin, orientiert sich an der jeder Pflanze und jedem Tier innewohnenden Wirkkraft. In ihrer Naturlehre, der »Physica«, beschreibt die heilkundige Äbtissin Hildegard (1098–1179 n. Chr.) ausführlich jene geheimnisvollen Kräfte von Pflanzen und Tieren. Diese können sich für den Menschen nützlich oder auch schädlich auswirken. Entsprechend teilte Hildegard die verschiedenen Nahrungsmittel in gesunderhaltend und krankmachend ein. Die Übergänge sind jedoch meist fließend. Beispielsweise kann ein Nahrungsmittel, das laut Hildegard für einen gesunden Menschen schädlich ist, für einen Kranken zum Heilmittel werden.

Ernährung hat in der Hildegard-Medizin stets zum Ziel, den körperlich-seelischen Gleichklang zu erhalten oder ihn wiederherzustellen.

Die Lehre von den fünf Elementen

Und so orientiert man sich im Reich der Mitte in Bezug auf gesunde Ernährung daran, welche Wirkungen Nahrungsmittel auf den Körper ausüben, und ob diese das energetische Gleichgewicht erhalten können. Dazu ordnet die chinesische Gesundheitslehre die Speisen bestimmten Kategorien zu, ausgerichtet an der Lehre von den fünf Elementen: Zum einen wird die Nahrung nach den fünf elementaren Geschmacksrichtungen süß, sauer, scharf, bitter und salzig eingeteilt, zum anderen unterscheidet man fünf Temperaturen – von heiß über warm zu neutral, weiter zu kühl bis zu kalt. Je nach grundsätzlicher Konstitution und momentaner Verfassung sollte ein Mensch die eine oder andere Art von Nahrung bevorzugen.

In Ergänzung zu der eigenen Konstitution sollte – so die Elementelehre – ein temperamentvoller, aufbrausender Zeitgenosse sein Feuer durch kühle, kalte, bittere, salzige und saure Nahrungsmittel dämpfen.

Typgerechter Genuss

Nach der alten indischen Gesundheitslehre, dem Ayurveda, wirken im Körper drei Kräfte, die so genannten Doshas: Vata, Pitta und Kapha. Diese ganzheitlichen Prinzipien bestimmen die Konstitution eines Menschen und steuern alle körperlich-geistigen Vorgänge. Befinden sie sich im Gleichgewicht, ist der Betreffende gesund; ihre Disharmonie kann dagegen Krankheiten zur Folge haben.

Denn die Nahrung wirkt nach Auffassung des Ayurveda stark auf das Gleichgewicht der Doshas und damit auf die Gesundheit eines Menschen ein. Deshalb spielt sie bei der Behandlung eine wichtige Rolle.

Wichtig ist, dass die Nahrungsmittel der jeweiligen Konstitution und den individuellen Bedürfnissen der Menschen entsprechen. Im Ayurveda richtet man den Speiseplan danach aus, welche Doshas bei einem Menschen dominieren, und in welcher körperlichen und geistigen Verfassung er sich befindet – im Vordergrund steht dabei immer die individuelle Verträglichkeit der Nahrung.

Vom Teller unter das Mikroskop

Noch vor gar nicht allzu langer Zeit wurde dem überlieferten volksheilkundlichen Wissen über die Heilkraft der Nahrungsmittel nur geringe Aufmerksamkeit zuteil, da wissenschaftliche Beweise für ihre Wirksamkeit noch fehlten. Inzwischen greifen Anhänger traditioneller Heilmethoden, aber auch die Wissenschaft, vermehrt auf das medizinische Erbe zurück. Das Wissen vergangener Tage dient als Grundlage für Studien zur Therapie von Krankheiten.

Besonders neugierig ist man hier zu Lande auf das fernöstliche Wissen um die Heilkraft der Nahrung. Was in China, Japan, Indien, Thailand sowie auf dem Dach der Welt, in Tibet und Nepal, seit Jahrhunderten als wirksam zum Vorbeugen und Heilen gilt, stößt auch hierzulande auf zunehmendes wissenschaftliches Interesse.

Jenseits der chinesischen Mauer, dieses Bollwerks gegen Einflüsse von außen, entwickelten sich ganz eigene Heilmethoden.

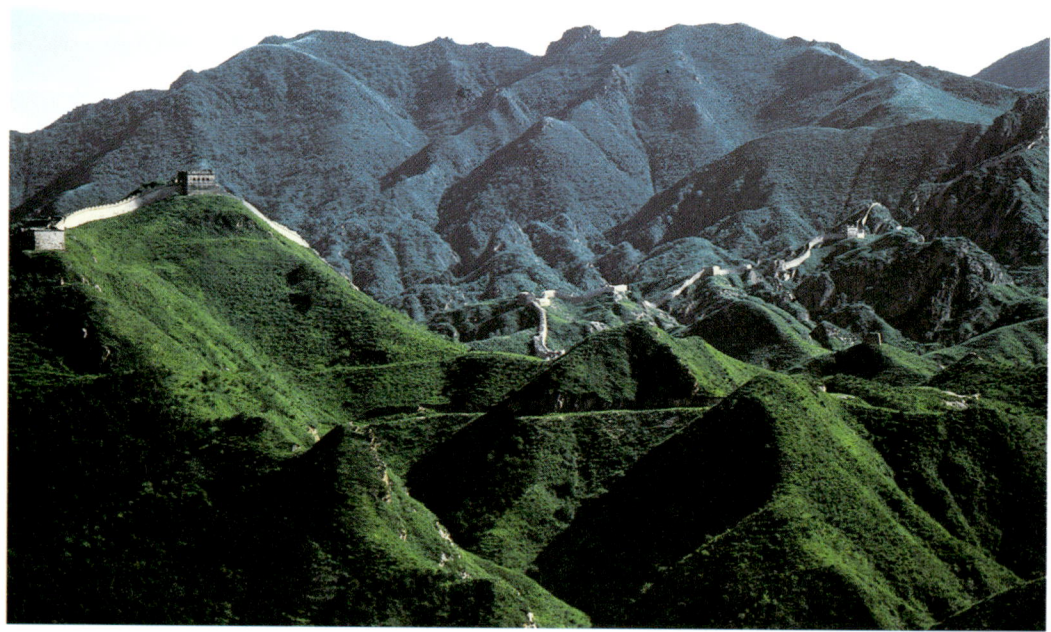

Altes Wissen, neue Wege

Die Erforschung der gesundheitlichen Bedeutung unserer Speisen läuft heute auf Hochtouren; Lebensmittel sind mittlerweile Gegenstand intensivster Forschungstätigkeiten geworden. Im Hinblick auf den Zusammenhang zwischen Nahrung und Krankheit gibt es nahezu täglich Neuigkeiten aus den Labors zu vermelden, die zum einen altes, nur auf Erfahrungswerten basierendes Wissen bestätigen, zum anderen neue und viel versprechende Wege hinsichtlich Vorbeugung und Therapie aufzeigen.

Aus Erfahrung gut

Hippokrates (460–380/370 v. Chr.), der »Vater der Medizin«, wies bereits vor mehr als 2000 Jahren in seinem »Corpus hippocraticum« darauf hin, dass Nahrungsmittel zugleich wirksame Heilmittel sind. Der große griechische Arzt und nach ihm noch viele andere Heilkundige vergangener Zeiten ließen sich beim heilkräftigen Gebrauch von Nahrungsmitteln von ihren eigenen Beobachtungen und denen ihrer Zeitgenossen leiten. Diese Erfahrungen werden von der heutigen wissenschaftlichen Forschung oft bestätigt.

Für so manche Überraschung gut

Neben der Bestätigung althergebrachter Kenntnisse, etwa dass ein geriebender Apfel wirksame Linderung bei Durchfall verschafft und das Kauen eines Stückchens Ingwer Übelkeit vertreibt, gelingen der wissenschaftlichen Forschung oftmals erstaunliche Entdeckungen (siehe auch »Neues aus dem Labor«, Seite 76). So wurde beispielsweise herausgefunden, dass die antibakterielle Wirkung von Knoblauch jener von chemischen Antibiotika gleichkommt und zum Teil sogar noch stärker ist, oder dass Jogurt als hochwirksames Immunstimulans das Abwehrsystem schützt.

Alte heilkundliche Überlieferungen und moderne Wissenschaft gehen Hand in Hand: Ein großer Teil des neuen wissenschaftlichen Interesses an der Lebensmittelapotheke ist eng verknüpft mit volksheilkundlichem Wissen.

Auch die sekundären Pflanzenstoffe finden zunehmende wissenschaftliche Beachtung aufgrund ihrer zahlreichen gesundheitsfördernden Wirkungen. Diese Stoffe dienen den Pflanzen zur Abwehr von Schädlingen sowie zur Regulation ihres Wachstums. Jüngste Forschungen haben ergeben, dass sie wirkungsvoll in die Entwicklung von bösartigen Tumoren eingreifen können, indem sie bereits in der Anfangsphase die krebsauslösenden Stoffe blockieren.

Die Entdeckung des gewaltigen gesundheitlichen Potentials, das unsere Nahrung in sich birgt, hat die traditionellen Weisheiten unserer Vorfahren aus dem Bereich von Aberglaube und Märchen in die höchsten Ebenen medizinischer Forschung katapultiert.

Eine weitere Überraschung bergen Ballaststoffe, die nicht verwertbaren Bestandteile von pflanzlichen Nahrungsmitteln. Mögen sie aufgrund ihrer Bezeichnung als noch so überflüssig erscheinen, so sind sie doch lebensnotwendige Nahrungsbestandteile, die unter anderem die wichtige Funktion haben, giftige Bestandteile zu binden und aus dem Körper zu befördern. Aktuelle Studien zeigen, dass der regelmäßige und reichliche Genuss von ballaststoffreichen Nahrungsmitteln, insbesondere von Vollkornprodukten, chronischen Darmleiden bis hin zum Darmkrebs vorbeugen kann. Auch die Anfälligkeit für Herz-Kreislauf-Erkrankungen wird erheblich herabgesetzt. Interessanterweise profitieren vor allem Raucher von diesem Schutzeffekt. Doch auch anderen Beschwerden unserer Zivilisation können Ballaststoffe in Getreiden, Wurzelgemüsen und Hülsenfrüchten wirksam vorbeugen.

Was unsere Nahrung so wertvoll macht

Was die Wissenschaft in ihrem Streben, den Nahrungsmitteln von Äpfeln bis Zitronen ihre Geheimnisse zu entlocken, herausfindet, lässt keinen Zweifel daran: Durch das, was wir essen, lassen sich die Vorgänge in unserem Körper, und damit unsere Gesundheit, entscheidend beeinflussen. Denn Nahrung wirkt Krankheiten bereits dort entgegen, wo sie entstehen – in den kleinsten Einheiten des Körpers, den Zellen. Hier nur einige Kostproben aus dem großen Wirkspektrum:

SO WIRKEN NAHRUNGSMITTEL

* Sie erhöhen die Aktivitäten des Zellstoffwechsels und steuern biologische Reaktionen
* Sie sondern Stoffe ab, die krebsauslösende Substanzen zerstören oder blockieren
* Das Immunsystem wird gestärkt
* Eine vermehrte Produktion von Abwehrzellen wird angeregt
* Bakterien und Viren werden abgetötet
* Sie wirken als Hormone und steigern die Widerstandskraft des Magens gegen Entzündungen und Geschwüre
* Die Ausschüttung von Insulin und damit der Blutzuckerspiegel werden reguliert
* Sie senken und normalisieren den Cholesterinspiegel und schützen Herz und Blutgefäße nachhaltig
* Das Blut wird verdünnt und Blutgerinnsel verhindert
* Hoher Blutdruck wird gesenkt
* Abnutzungs- und Alterungsprozesse verzögern und mindern sich.
* Die Ausschüttung von Endorphinen wird angeregt und Schmerzen gelindert
* Seelische Verstimmungen und Depressionen werden gelindert

Über Sinn oder Unsinn einer Nahrungsergänzung durch Vitamin- und Mineralstoffpräparate gehen die Meinungen auseinander: Während sie einige Experten empfehlen, sind andere der Ansicht, dass der Körper nur von Vitaminen und Mineralstoffen in ihrer natürlichen Umgebung profitieren kann und künstliche Quellen für die Gesundheit wertlos sind.

Die Stoffe des Lebens

Dass Vitamine, Mineralstoffe und Spurenelemente wertvolle Bausteine unserer Gesundheit sind, ist seit langem bekannt. Das immense Potential allerdings, welches in diesen wichtigen Lebensstoffen hinsichtlich Vorbeugung und Heilung schlummert, brachten erst die Forschungstätigkeiten der letzten Jahre ans Licht. Diese neu gewonnenen Erkenntnisse bestätigen und erweitern althergebrachtes Wissen.

Einige dieser Neuigkeiten aus den Labors der Ernährungswissenschaftler finden Sie im Kapitel »Lasst unsere Nahrung Heilmittel sein« (siehe Seite 16). Weitere interessante Details aus dem riesigen Fundus an Belegen für die umfassenden heilkräftigen Wirkungen von Vitaminen und Mineralstoffen werden im Anschluss vorgestellt.

Neues aus der Wissenschaft

Freie Radikale: Internationale Studien haben gezeigt, dass die Vitamine C und E, Beta-Karotin, die Vorstufe von Vitamin A, sowie Selen, ein Spurenelement, so genannte Freie Radikale abfangen und für den Körper unschädlich machen. Freie Radikale sind aggressive Molekülbruchstücke, die Körperzellen schädigen, das genetische Material und das Sperma angreifen, Zellen im Auge sowie Nervenzellen zerstören und Entzündungen fördern. Aufgrund dieser vielen gefährlichen Auswirkungen hält man sie für beteiligt an frühzeitigen Alterungserscheinungen, Lichtschäden der Haut, Herz-Kreislauf-Krankheiten und vor allem an der Entstehung von Krebserkrankungen. Durch eine ausreichende Versorgung mit diesen antioxidativen Vitaminen und Vitaminvorstufen lässt sich diesen Beschwerden deshalb wirksam vorbeugen.

Eine Spitzenstellung unter den Karotinoiden hinsichtlich der krebsvorbeugenden Wirkung nimmt neben dem Beta-Karotin das Lykopin ein, ein Karotin, das reichlich in Tomaten und Produkten aus den »Liebesäpfeln« enthalten ist.

Beta-Karotin: Die Schutzwirkung des Provitamins Beta-Karotin gegenüber Krebs ist inzwischen vielfach wissenschaftlich belegt. Dabei ist diese Wirkung unabhängig davon, ob sich Beta-Karotin in Vitamin A umwandelt oder nicht. Es kann sowohl das Fortschreiten der Krebserkrankung verzögern als auch den Krebsmechanismus blockieren. Besonders wirksamen Schutz bietet es vor Lungen- und Kehlkopfkrebs. Doch auch dem Hautkrebs kann Beta-Karotin vorbeugen, denn es schützt die Haut vor den schädlichen Einwirkungen der UV-Strahlen.

Vitamin C: Dieses Vitamin ist ein besonders effektiver »Schutzengel« gegen Krebserkrankungen: Es wirkt antioxidativ und kann somit Karzinogene (krebsauslösende Stoffe) blockieren. Darüber hinaus konnten Wissenschaftler nachweisen, dass Vitamin C Viren hemmen und den Cholesterinspiegel senken kann.

Kalzium: US-Wissenschaftler fanden heraus, dass Menschen, die mit ihrer Nahrung viel Kalzium zu sich nehmen, seltener an Krebs erkranken. Man vermutet die Schutzwirkung des Kalziums darin, dass es im Verdauungstrakt die Gallensäure entgiftet, die die Krebsbildung fördern kann.

Die Liste an derartigen Beispielen für den schützenden und fördernden Einfluss von Vitaminen & Co. auf die Gesundheit ist lang – auch wenn die Erfoschung dieser Zusammenhänge noch längst nicht am Ende ist.

Vitamine werden unterteilt in wasser- und fettlösliche Vitamine. Wasserlösliche Vitamine müssen jeden Tag mit der Nahrung aufgenommen werden, da sie unser Körper im Gegensatz zu den an Fett gebundenen Vitaminen A, D und E nicht speichern kann.

RUND UM DEN GLOBUS

Um die Zusammenhänge zwischen bestimmten Erkrankungen und der Ernährung exakt zu durchleuchten, muss die Zahl der untersuchten Nahrungsmittel und Personen sehr hoch sein. Derzeit laufen deshalb rund um den Globus groß angelegte Langzeitstudien, so genannte Multicenterstudien. Dabei werden die Ernährungsweisen verschiedener Völker über mehrere Jahre hinweg miteinander verglichen – beispielsweise von Ländern mit einer traditionell niedrigen Krankheitsrate wie die Mittelmeerländer und Japan mit jenen, um deren Volksgesundheit es weniger gut bestellt ist, wie etwa den USA. Anhand der Unterschiede in der Auswahl der Nahrungsmittel ergeben sich interessante Hinweise auf den Zusammenhang zwischen bestimmten Erkrankungen und der Ernährungsweise.

»Lasst unsere Nahrung Heilmittel sein«

Diesem weisen Rat des Hippokrates, des großen griechischen Arztes und »Vaters der Medizin«, hat sich dieses Kapitel, im Grunde das gesamte Buch, verschrieben: Es möchte Ihnen anhand einer reichen Auswahl bewährter Rezepte zeigen, dass Essen und Trinken nicht nur Leib und Seele zusammenhält, sondern auch wirksam heilen kann.

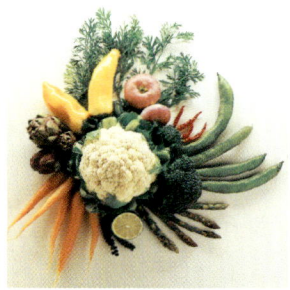

Frisches, knackiges Gemüse ist für die meisten Menschen zu Recht der Inbegriff für gesunde Ernährung.

Die Apotheke in Garten und Speisekammer

Im Zuge der Rückbesinnung auf natürliche Therapiemethoden kommt auch das umfangreiche volksheilkundliche Heilwissen wieder zu neuen Ehren: Langvergessene Hausmittel sind heute gefragter denn je. Die wirksamen Arzneien und Methoden der Volksmedizin beschränken sich keineswegs auf den Gebrauch von Heilkräutern in Gestalt von Tees, Tinkturen und anderen Darreichungsformen. Um einfache Alltagsbeschwerden wirkungsvoll zu behandeln und ernstere Fälle schon im Anfangsstadium abzufangen, brauchen Sie oft nur in Speisekammer, Kühlschrank, Obstkorb und Gewürzregal zu greifen, denn so manches altbewährte Hausmittel ist Speise und Medizin zugleich.

Das überlieferte Heilwissen vergangener Tage ist altbewährt und gibt uns gerade heute wertvolle Anregungen zur Erhaltung und Wiederherstellung der Gesundheit.

Nahrung dient nicht nur zum Essen

Wir haben heute, angesichts unseres Wohlstandes und des reichhaltigen Angebots an Nahrungsmitteln, mehr denn je die Möglichkeit, uns durch vernünftige Ernährung gesund zu halten. Dabei geht es nicht nur um heilsame Wirkstoffe, die wir uns über die Nahrung und damit über unser Verdauungsystem zuführen. Viele der Arzneien aus Garten und Speisekammer entfalten ihre heilkräftige Wirkung auch, wenn sie beispielsweise in Form von Wickeln oder aber pur auf die Haut aufgelegt werden.

Auf dem wissenschaftlichen Prüfstand

Wie schon eingangs erwähnt, hat vieles aus dem umfangreichen Wissensschatz der Volksmedizin über die Heilkraft unseres »täglich Brot« mittlerweile seine wissenschaftliche Legitimation gefunden. Dabei kommt es oft zu erstaunlichen Ergebnissen, wie die jüngste Forschung zur Auswirkung von Nahrung auf Erkrankungen wie Allergien, Immunschwächekrankheiten sowie Herzleiden zeigt. So sieht die Therapie vieler Beschwerden heute nicht mehr nur eine rein medizinische Behandlung vor: Empfehlungen, welche Nahrungsmittel bevorzugt verzehrt bzw. gemieden werden sollten, runden häufig die Betreuung des Patienten ab.

»Dein Essen soll Deine Arznei sein.« – Dieser weise Rat des griechischen Arztes Hippokrates schien lange Zeit in Vergessenheit geraten zu sein. Erst in den letzten Jahren beginnt man sich hinsichtlich Ernährungsweise und -zusammensetzung wieder an den Mediziner der Antike und seine Ratschläge zu erinnern.

DIE MISCHUNG MACHT'S

Die nachfolgend empfohlenen Behandlungen stellen eine Kombination aus überliefertem heilkundlichen Wissen und durch wissenschaftliche Untersuchungen belegten Erkenntnissen dar. In zahlreichen Fällen konnten die Wirkungen der traditionellen Heilrezepte seitens der modernen Wissenschaft bestätigt werden.

Naturheilkunde versus Schulmedizin?

Die Anwendungen in diesem Buch sind ausschließlich naturheilkundlicher Herkunft. Schulmedizinische Behandlungen und synthetische Heilmittel sollen damit jedoch keineswegs ab-

17

gewertet oder gar verurteilt werden. Doch einen leichten Schnupfen oder eine Magenverstimmung vorschnell mit stark wirksamen Antibiotika zu behandeln, ist so, als würde man mit Kanonen auf Spatzen schießen. Mit anderen Worten: Man belastet seinen Körper unnötig mit chemischen Substanzen, die ihm mehr schaden als bei der Überwindung der Erkrankung nützen. Genau das aber lässt sich mit naturheilkundlichen Anwendungen, in unserem Fall mit Nahrungsmitteln, vermeiden: Viele leichte Alltagsbeschwerden lassen sich mit natürlichen Heilrezepten wirksam behandeln und oft schon im Vorfeld verhindern. Zudem sind Naturheilmittel meist frei von Risiken und unerwünschten Nebenwirkungen.

Die Behandlung schwerwiegender Erkrankungen und gesundheitlicher Störungen wie beispielsweise Diabetes (Zuckerkrankheit), Leber- und Gallenerkrankungen, zu hohe Cholesterinwerte oder bösartige Tumorleiden sind nicht aufgeführt. In diesen Fällen ist eine ärztliche Betreuung unbedingt erforderlich. Beim Verdacht auf derartige Erkrankungen reicht die Selbstbehandlung nicht aus, um eine Besserung zu erreichen.

Rezepte zum Gesundbleiben und Heilen

Trotz der erstaunlichen Heilkräfte, die so manche Nahrungsmittel inne haben, sollte man sich immer vor Augen halten, dass die Ernährung nur einer von vielen Faktoren bei der Entstehung von Krankheiten ist: Sie allein macht nicht krank und kann umgekehrt für sich allein auch nicht heilen. So sind auch die folgenden Empfehlungen für den Speiseplan zu verstehen – es sind Nahrungsmittel, die Stoffe enthalten, die sich bei bestimmten Beschwerden günstig auf den Heilungsprozess auswirken, ihn fördern und unterstützen. Ihr Genuss allein kann jedoch keine Heilung bewirken oder gar notwendige Medikamente ersetzen, wirkt sich aber äußerst günstig auf den Genesungsverlauf aus.

Nahrungsmittel können den Heilungsprozess fördern, aber nicht die medikamentöse Behandlung ersetzen. Ernste Erkrankungen gehören daher unbedingt in die Hand eines Arztes!

ZUTATEN FÜR HOCHWERTIGE HEILMITTEL

Zur Herstellung von Heilzubereitungen bedarf es besonders hochwertiger Zutaten. Deshalb sollte das Obst und Gemüse für die nachfolgenden Anwendungen stets aus kontrolliertem biologischen Anbau stammen.

Achten Sie beim Kauf von Apfelessig unbedingt darauf, dass er natürlich vergoren wurde, und bei Milch, dass es sich dabei nicht um homogenisierte (H-Milch) oder sterilisierte Milch, sondern um frische Vollmilch handelt. Und auch Honig ist nicht gleich Honig: Verwenden Sie nur garantiert natur-reinen Blütenhonig.

Alle anderen in den Rezepten angegebenen Zutaten erhalten Sie in Apotheken, Drogerien, Reformhäusern, Naturkostläden und Kräuterfachgeschäften; bei weniger bekannten Produkten finden Sie Hinweise, wo Sie diese erstehen können.

Die vorgestellten Heilzubereitungen sollten genauso sorgfältig und umsichtig gehandhabt und angewandt werden wie »normale« Arzneimittel, denn auch sie können Nebenwirkungen entfalten, und es gilt, ein paar grundlegende Dinge zu beachten.

Ein paar Dinge vorweg ...

✳ Die nachfolgend empfohlenen Anwendungen können und dürfen eine unter Umständen erforderliche Behandlung durch den Arzt nicht ersetzen. Sie sind, insbesondere wenn es sich um schwerwiegendere Erkrankungen handelt, in erster Linie als Unterstützung seiner Therapie zu verstehen.

✳ Wenn Sie an einer chronischen Grunderkrankung, wie beispielsweise Bluthochdruck oder Diabetes mellitus (Zuckerkrankheit) leiden, sollten Sie einen Arzt zu Rate ziehen, bevor Sie sich selbst behandeln.

✳ Es empfiehlt sich generell, Ihren Arzt davon in Kenntnis zu setzen, dass Sie sich mit natürlichen Mitteln therapieren möchten. Viele Ärzte sind heute demgegenüber sehr aufgeschlossen und begrüßen dieses Vorhaben.

✳ Sollten Ihre Beschwerden sich mit den angegebenen Mitteln nach zwei bis drei Tagen nicht bessern oder vollkommen abklingen, holen Sie bitte umgehend ärztlichen Rat ein.

Zum Abschluss noch eine Bemerkung zur Dosierung: In alten Heilrezepten sucht man oft vergebens Mengenangaben – zu damaligen Zeiten setzte man voraus, dass der Patient selbst spürt, welches Quantum ihm zuträglich ist: »Man trinke oder wende an, bis das Gebrechen geheilt ist.« Deshalb fehlen auch in einigen unserer Rezepte die Dosierungsangaben.

Akne

Bei sehr starker und flächendeckender Akne sollten Sie hautärztlichen Rat einholen, um zu verhindern, dass sich die Akne weiter ausbreitet und später tiefe Knötchen und Narben hinterlässt.

Bei dieser meist chronischen Hauterkrankung sind die Poren der Haut durch eine erhöhte Talgproduktion verstopft. Die Folgen sind Mitesser, Pickel und Pustelchen sowie in schlimmeren Fällen auch schmerzhafte Knoten, die später unschöne Narben hinterlassen können. Akne ist überwiegend hormonell bedingt: Der Anstieg des männlichen Hormons Testosteron regt die Produktion der Talgdrüsen an. Je nach Veranlagung verstopfen deren Ausführgänge, der Talg kann nicht mehr abfließen und es entstehen Mitesser, die sich durch Keime auf der Haut oder in den Talggängen eitrig entzünden können. Wichtig ist bei Akne auch die jeweilige psychische Situation, denn Anspannung und Stress verstärken ihre Ausprägung.

EMPFEHLUNGEN FÜR DEN SPEISEPLAN

Günstig: zinkreiche Nahrungsmittel wie Weizenkleie, Vollkornprodukte, Erdnüsse, Hülsenfrüchte und Schalentiere
Exotisch: das Gewürz Kurkuma (Gelbwurzel; wichtigster Bestandteil des echten Curry)
Vermeiden: rotes Fleisch, Süßigkeiten, v. a. Schokolade, stark zuckerhaltige Speisen sowie Alkohol, Kaffee und Nikotin

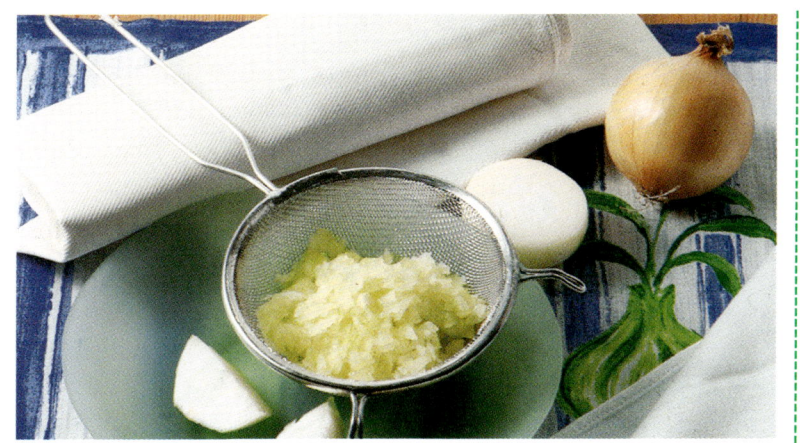

Kurkumamilch

Kurkuma – bei uns besser unter dem Namen Gelbwurzel bekannt – gilt im Ayurveda, der traditionellen indischen Heilkunde, seiner blutreinigenden Wirkung wegen als eines der besten Mittel zur Behandlung von Akne. Ein bekanntes Rezept ist die Kurkumamilch, für die Sie einen Teelöffel pulverisierte Kurkuma (aus der Apotheke) in eine Tasse heiße Milch einrühren. Die Kurkumamilch sollten sie über einen Zeitraum von zwei Wochen täglich vor dem Schlafengehen trinken.

Zwiebelumschlag

Manchmal vergrößern sich Aknepusteln abszessartig; um sie zu öffnen und abheilen zu lassen, hilft ein Zwiebelumschlag: eine Zwiebel in Öl dünsten, in Scheiben schneiden, auf die betroffenen Stellen auflegen und mit Leukoplast befestigen. Die Zwiebeln ziehen Eiter und Giftstoffe aus den entzündeten Pusteln und wirken entzündungshemmend.

Hafer-Essig-Packung

Hafer wirkt ebenfalls lindernd auf die entzündete Haut, während Essig klärt: Verrühren Sie zwei Esslöffel Hafermehl

Mit dem in Apotheken und Reformhäusern erhältlichen Brottrunk das Gesicht mehrmals täglich einreiben und einwirken lassen. Abends einen mit dem Heiltrank getränkten Waschlappen etwa 15 Minuten aufs Gesicht legen; nicht abwaschen, über Nacht einwirken lassen.

und einen Esslöffel Apfelessig zu einer dickflüssigen Paste, die Sie auf Ihr Gesicht auftragen (dabei die Augenpartie aussparen). Zehn Minuten einwirken lassen und anschließend mit viel warmem Wasser wieder abwaschen.

Gerstenmehlpackung

Verrühren Sie vier Esslöffel Gerstenmehl mit etwas Wasser zu einem Brei, erhitzen ihn bei schwacher Hitze und tragen ihn dann möglichst heiß auf die Aknepusteln auf. Den Brei einwirken lassen, bis er abgekühlt ist, dann abwaschen.

Weitere Empfehlungen zur schonenden Pflege bei Akne und unreiner Haut finden Sie auf Seite 88 ff.

Mandelkleie-Honig-Maske

Diese Maske, jeden zweiten Tag über einen Zeitraum von einem Monat kurmäßig angewendet, empfiehlt sich vor allem bei Akne, denn sie klärt die Haut und wirkt zudem desinfizierend. Verrühren Sie jeweils fünf Esslöffel Mandelkleie und Honig zu einem Brei, den Sie fingerdick auf Ihr Gesicht auftragen – Augen und Mund dabei großzügig aussparen. 30 Minuten einwirken lassen und danach mit warmem Wasser sorgfältig abwaschen.

Appetitlosigkeit

Mangelnder Appetit geht in der Mehrheit aller Fälle auf zu schnelles Essen, unregelmäßige Ernährung sowie auf das häufige Naschen von Süßigkeiten zurück. Ebenso können zu kalte oder zu heiße Speisen zu Appetitstörungen führen. Aber auch die Psyche kann schuld daran sein, wenn das Essen nicht mehr so recht schmecken will: Stress, nervliche Anspannung und eine erdrückende Sorgenlast nehmen den Appetit, genauso wie lang andauernde negative Gefühle und pessimistische Gedanken auf den Magen schlagen. Nur in seltenen Fällen liegen körperliche Ursachen wie fieberhafte Erkrankungen oder eine ungenügende Magensaftproduktion zu Grunde.

Zwiebeln und Knoblauch senken neben den Blutfettwerten auch den Blutzuckerspiegel. In der Folge stellt sich ein deutliches Hungergefühl ein.

Ingwerwurzeln

Ingwer macht Appetit – probieren Sie es mit einigen Stückchen gezuckerter Ingwerwurzel, eine halbe Stunde vor dem Essen gekaut.

Knoblauch

Eine beliebte Heilpflanze bei mangelndem Appetit: Mischen Sie täglich eine geriebene Knoblauchzehe unter die tellerfertigen Speisen.

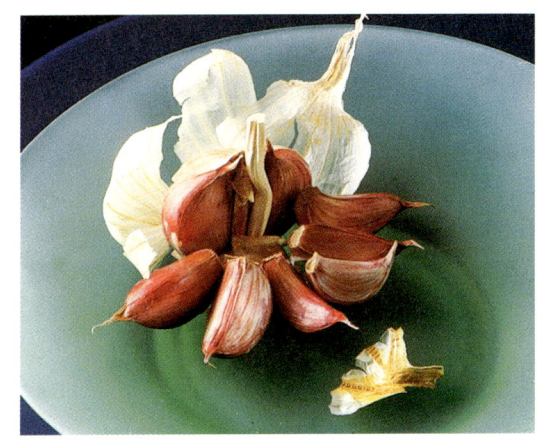

Saure Gurken

Altbekannt und vielfach bewährt sind ein bis zwei saure Gurken, vor den Mahlzeiten gegessen.

Speisesenf

Senf bringt die Verdauungssäfte wieder in Fluss und damit den Appetit in Schwung: Essen Sie zwischen den Mahlzeiten (nicht auf leeren Magen, das reizt zu sehr) einen Teelöffel Speisesenf.

Wenn Sie Ihre Umwelt nicht mit Knofelduft konfrontieren wollen, können Sie auch zu Knoblauchsaft greifen.

Arthritis

Arthritis ist eine akute oder chronische Entzündung der Gelenke. Zu ihren klassischen Symptomen gehören morgendliche Steifheit und länger anhaltende Schwellungen der Gelenke, Schmerzen bei Bewegung oder Druck, Knötchen an den Gelenken sowie knorpelige Verformungen der Hände. Die Ursachen für diese Krankheit sind bis heute ungeklärt; vermutet wird eine Störung des Immunsystems durch Viren oder Bakterien, wodurch der Organismus Antikörper bildet, die schließlich zu Entzündung und Abbau der Gelenke führen.

Eine wichtige Rolle bei der Entstehung von Arthritis – da ist sich die Wissenschaft sicher – spielt die Ernährung.

Frauen sind von Arthritis etwa doppelt so häufig betroffen wie Männer. Die Ursache dafür ist bislang unbekannt. Pro Jahr erkranken in der Bundesrepublik rund 500 Kinder an Arthritis.

Ingwer

Ingwer schätzt man im Ayurveda, seit Jahrtausenden zur Behandlung rheumatischer Gelenkschmerzen. Diese wundersame Wurzelknolle lindert die Schmerzen und bringt die Schwellungen zum Abklingen. Nehmen Sie Ingwer entweder pur – dreimal täglich einen Viertel Teelöffel –, oder übergießen Sie einen Teelöffel gemahlenen Ingwer mit einem Viertelliter kochendem Wasser, und trinken Sie von diesem Tee drei bis vier Tassen am Tag. Verwenden Sie am besten frischen Ingwer.

Bei länger anhaltenden Gelenkschmerzen sollten Sie einen Arzt hinzuziehen. Die nachstehenden Empfehlungen sind in diesem Fall als Unterstützung seiner Therapie zu verstehen.

EMPFEHLUNGEN FÜR DEN SPEISEPLAN

* Ingwer: hemmt die Bildung von Leukotrienen und Prostaglandinen (Entzündungssubstanzen), lindert allgemein Schmerzen
* Vegetarische Kost
* Fetthaltige Fische, z. B. Lachs, Makrele oder Thunfisch: die Öle wirken entzündungshemmend
* Chili, Gewürznelken, Knoblauch, Zwiebeln: wirken schmerzstillend
* Zu vermeiden sind Fleisch und andere tierische Fette, da diese reich an ungesunden gesättigten Fettsäuren sind; möglichst Pflanzenöle verwenden

Weizenkleiesäckchen

Bringt die Schwellungen zum Abklingen und stillt die Schmerzen: drei Esslöffel Weizenkleie mit etwas Weinessig aufkochen, nach dem Erkalten in ein Leinensäckchen füllen und auf die betroffenen Gelenke auflegen.

Apfelessig

Geben Sie sechs Teelöffel Apfelessig in ein Glas abgekochtes Wasser, rühren zwei Teelöffel Honig dazu und trinken dies dreimal täglich zu den Mahlzeiten in kleinen Schlucken.

Quarkumschlag

Gegen die Schwellungen hilft auch ein Umschlag mit Speisequark: 100 Gramm Quark mit zwei Teelöffel Kochsalz verrühren, auf dem Gelenk verteilen und mit einem Tuch abdecken. Das Salz entzieht dem Gelenk Flüssigkeit und bringt die Schwellung zum Abklingen. Nach 30 bis 40 Minuten mit Wasser abwaschen.

Blähungen

Blähungen oder Flatulenz, wie der Mediziner sagt, liegt in den meisten Fällen eine geschwächte und gestörte Verdauung zugrunde. Häufige Auslöser sind hastiges und überreichliches Essen, schlechtes Kauen sowie schwerverdauliche Speisen wie Hülsenfrüchte, Kohlgemüse, frisches Brot oder Rohkost. Auch langes Sitzen am Schreibtisch oder auf Reisen lässt die Verdauungsaktivitäten gegen Null sinken. Die unangenehme Folge ist: Der Nahrungsbrei bleibt zu lange im Darm liegen, und Gase sammeln sich an, die energisch nach außen drängen und sich »Luft machen«.

Wenn Sie häufig unter Darmwinden zu leiden haben, sollten Sie eventuelle körperliche Ursachen bei einem Arztbesuch abklären lassen.

Ingwer und Knoblauch

Indische Forschungstudien bestätigten jüngst das tradtionelle Volkswissen, wonach Ingwer und/oder Knoblauch blähende Gerichte »entschärfen«. Wenn Sie bereits von den lästigen Darmwinden geplagt werden, hilft es, ein Stückchen frischen Ingwer zu kauen (wem das zu scharf ist, der kann auf getrockneten oder kandierten Ingwer ausweichen).

Anis und Kümmel

Wer zu Blähungen neigt, sollte es sich zur Gewohnheit machen, nach den Mahlzeiten einige Anis- und Kümmelsamen zu essen. Das entbläht nicht nur, sondern vertreibt auch Mundgeruch und regt die Verdauung an. Viele Gerichte gewinnen durch die Zugabe von Kümmel oder Anis an Geschmack.

Sehr hilfreich, so die Volksmedizin, ist auch das ausgiebige Kauen einiger Petersilienblätter nach dem Essen.

EMPFEHLUNGEN FÜR DEN SPEISEPLAN

✳ Anis, Basilikum, Chili, Dill, Fenchel, Ingwer, Kardamom, Kümmel, Petersilie, Pfefferminz, Rosmarin und Salbei

✳ Knoblauch: desinfiziert den Magen-Darm-Trakt und wirkt der Bildung von Gasen im Verdauungstrakt entgegen

Blasenentzündung

Blasenentzündungen gehen selten mit Fieber einher. Sollte sich jedoch Temperatur einstellen, müssen Sie baldmöglichst einen Arzt hinzuziehen, da dann auch Nieren oder Harnleiter von der Entzündung betroffen sein könnten.

Klassische Anzeichen einer Blasenentzündung sind der stetig zunehmende Harndrang bei nur spärlichen Urinmengen sowie Schmerzen beim Wasserlassen, die sich beständig verstärken. Im weiteren Verlauf verändert sich der Urin und wird trübe, mitunter sogar blutig. Auslöser dieser Erkrankung, unter der überwiegend Frauen leiden, ist meist eine Auskühlung des Unterleibs. Dadurch wird das Immunsystem derartig geschwächt, dass Bakterien via Harnröhre und Harnleiter in die Blase gelangen und zum Ausbruch der Entzündung führen können. Eine Blasenentzündung kann auch eine unliebsame Folge von Geschlechtsverkehr sein, nämlich dann, wenn die Krankheitserreger mit dem Penis in die Scheide gelangen und von dort aus zur Blase wandern.

EMPFEHLUNGEN FÜR DEN SPEISEPLAN

Beeren, vor allem Preiselbeeren und Heidelbeeren, enthalten Verbindungen, die die infektiösen Bakterien daran hindern, sich an den Zellwänden des Harntrakts und der Blase anzusiedeln.

Apfel, Ananas, Banane, Honig, Ingwer, Jogurt, Knoblauch, Meerrettich, Papaya, Senf und Zwiebeln: wirken allesamt antibakteriell und können eine Blasenentzündung beeinflussen.

Kartoffeln

Bei Blasenentzündungen sind Erwärmung, Schmerzlinderung und Entkrampfung angezeigt – genau das bringt der Kartoffelwickel. Kochen Sie zwei große Kartoffeln weich, zerstampfen sie zu Brei, schlagen diesen noch heiß in ein Leinentuch ein und legen es sofort auf die Blasengegend. Über den Wickel kommen je ein trockenes Leinen- und Wolltuch. Sobald der Wickel erkaltet ist, nehmen Sie ihn ab.

Senf

Probieren Sie es bei Blasenentzündung auch einmal mit einem Senfwickel, denn er wirkt antibakteriell und wärmt: Verdünnen Sie vier Esslöffel Senfmehl mit einem halben Liter heißem Wasser und tränken Sie ein Tuch damit. Wringen Sie es aus, legen Sie es auf die Blasengegend und lassen Sie es 15 Minuten einwirken. Wickel abnehmen und Senfreste gründlich abwaschen.

Jogurt

Wenn Sie einer Blasenentzündung erlegen sind, sollten Sie täglich einen Becher Jogurt (Biojogurt aus dem Reformhaus oder Naturkostladen) essen – das säuert den Harn und wirkt auf diese Weise bakterienfeindlich.

Beeren, Beeren und nochmals Beeren

Seit Jahrhunderten bewährt bei Blasenentzündungen: der Genuss von Beerenobst jeder Art. Nun ist dieser Rat auch wissenschaftlich bestätigt; als besonders wirksam gelten Preiselbeeren und Heidelbeeren – frisch vom Strauch, als Saft oder aber in Jogurt, dann haben Sie gleich doppelte Heilwirkung für die Blase. Preisel- und Heidelbeeren sollten Sie, wenn Sie häufig unter Blasentzündungen leiden, auch vorbeugend essen – eine wahrlich angenehme Prophylaxe.

Beginnen Sie mit der Behandlung schon bei den ersten Anzeichen einer Blasenentzündung und heilen Sie sie vollständig aus, sonst besteht die Gefahr, dass sie chronisch wird.

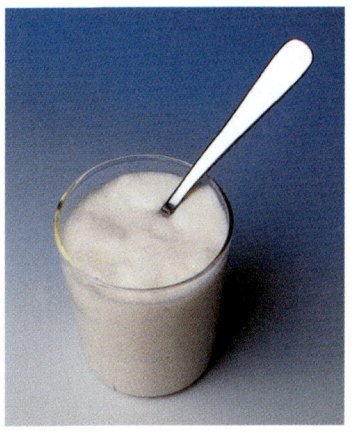

Jogurt mit lebenden Bakterienkulturen ist ein schlichtes, aber wertvolles Nahrungs- und zugleich Heilmittel.

Bluthochdruck

Die gesundheitlichen Gefahren des Bluthochdrucks werden leider oft bagatellisiert, denn die erhöhten Blutdruckwerte verursachen zunächst kaum Beschwerden. Erst nach einigen Jahren stellen sich spürbare und nachhaltige Gesundheitsstörungen ein: Veränderungen an Arterien und Venen, die schwere Krankheiten wie Arteriosklerose, Herzinfarkt und Nierenversagen zur Folge haben können. Bei der Entstehung des Bluthochdrucks spielen verschiedene Faktoren eine Rolle. Zu den häufigsten gehören Übergewicht, Rauchen, eine zu kochsalz- und kalorienhaltige Ernährung sowie chronischer Bewegungsmangel.

Bei erhöhtem Blutdruck liegt der zu verschiedenen Zeiten wiederholt gemessene Wert über 165/95 mmHg; seine Behandlung ist Sache des Arztes. Die nachstehenden Empfehlungen können die Therapie jedoch wirkungsvoll unterstützen.

EMPFEHLUNGEN FÜR DEN SPEISEPLAN

✳ Grapefruits, Haferkleie, Hülsenfrüchte, Knoblauch, Sellerie, Zwiebeln

✳ Hochwertiges, kaltgepresstes Olivenöl

✳ Fettreicher Fisch wie Lachs, Makrelen, Sardinen und Thunfisch; zwei- bis dreimal pro Woche

✳ Obst und Gemüse aller Art, am besten roh

✳ Alle Lebensmittel, die reich an Kalzium und Kalium sowie an Vitamin C sind

✳ Zu vermeiden ist ein Übermaß an Alkohol und Natrium (Kochsalz)

Knoblauch

Das alte Wissen um die blutdrucksenkende und kreislaufstabilisierende Wirkung des Knoblauchs ist seit einigen Jahren auch wissenschaftlich belegt. Um den erhöhten Blutdruck dauerhaft zu senken, sollten allerdings ein bis zwei Zehen täglich gegessen werden. Wer dies aus Rücksicht auf seine Mitmenschen nicht durchführen möchte, dem seien Knoblauchpräparate aus Apotheke oder Reformhaus empfohlen.

Herzwein

Großmutters Herzwein wird aus Weißdornbeeren hergestellt, von denen Sie zwei Handvoll zerquetschen, in ein Einmachglas füllen und mit so viel Süßwein (Portwein oder Madeira) aufgießen, dass die Beeren vollständig bedeckt sind. Das Glas lassen Sie zehn Tage verschlossen an einem hellen Ort stehen und seihen den Wein danach durch ein Sieb ab. Vor dem Mittagessen und dem Schlafengehen ein Likörgläschen trinken.

Molketrinkkuren

Bei erhöhten Blutdruckwerten sind regelmäßig durchgeführte Trinkkuren mit Molke empfehlenswert – das Milchserum trägt dazu bei, den Blutdruck sowie erhöhte Blutfett- und Cholesterinwerte zu senken. Diese Wirkung ist wissenschaftlich durch verschiedene klinische Studien bestätigt.

Bronchitis

Diese akute oder chronische Entzündung der Bronchien tritt oft im Zuge fieberhafter Erkältungen auf; Rauchen und ausschließliche Mundatmung fördern ihre Entstehung zusätzlich. Erste Anzeichen sind Brennen und Schmerzen in der Brust, Kitzeln im Kehlkopf sowie Reizhusten und ein allgemeines Schwächegefühl. Bei plötzlichen Temperaturveränderungen und schnellen Bewegungen kommt es zu Hustenanfällen. Mit Abklingen der Krankheit löst sich der Schleim.

Steigendes Fieber und stärker werdende Atembeschwerden können Vorboten einer Lungenentzündung sein. In diesem Fall müssen Sie unbedingt einen Arzt konsultieren.

Senfwickel

Verrühren Sie zwei Esslöffel Senfmehl mit Wasser zu einem Brei, streichen Sie diesen auf ein Leinentuch und legen Sie es auf den oberen Rücken auf. Darüber kommt ein feuchtes Tuch. Lassen Sie den Senfbrei so lange einwirken, bis die Haut durch die ätherischen Öle des Senfs heiß und leicht gerötet ist und waschen ihn dann mit warmem Wasser ab.

EMPFEHLUNGEN FÜR DEN SPEISEPLAN

✱ Anis, Knoblauch, Kurkuma, Meerrettich, Pfeffer, Senf, Salbei, Süßholz, Thymian und Zwiebeln machen Atemwege frei und lindern Hustenreiz

✱ Ananas, Apfel, Fischöl und Ingwer wirken entzündungshemmend

Lauchsirup

Sehr geschätzt bei Erkrankungen der Bronchien ist dieses Mittel, für das Sie drei Lauchstangen in dünne Scheiben schneiden, in wenig Wasser weich kochen und anschließend mit einem Mixer pürieren. Dann rühren Sie drei Esslöffel Honig ein und lassen das Ganze etwas einkochen, bis eine dickliche Flüssigkeit entsteht. Diese in ein Steingutgefäß füllen und bei Bedarf ein bis zwei Esslöffel davon einnehmen.

Zwiebelsirup

Sie schälen fünf Zwiebeln, schneiden sie in Scheiben, setzen sie mit acht Esslöffel Honig in einer Schüssel an und lassen alles unter häufigem Umrühren einen Tag und eine Nacht stehen. Den Zwiebelsirup in eine Flasche füllen, verschließen und im Kühlschrank aufbewahren. Bei akuten Beschwerden nehmen Sie dreimal täglich einen Esslöffel davon ein.

Meerrettichsirup

Wohltuend wirkt diese Zubereitung: Höhlen Sie einen Meerrettich aus und füllen Sie ihn mit zerstoßenem Kandiszucker auf. Der Zucker löst sich in dem Meerrettichsaft zu einer sirupartigen Masse auf. Nehmen Sie täglich mehrere Teelöffel ein.

Zitronensaft

Geben Sie den Saft einer ganzen Zitrone in ein Glas warmes Zuckerwasser und trinken dieses über den Tag verteilt aus.

Durchfall

Wässrige oder schleimige Stuhlentleerungen mehrmals am Tag sind eigentlich keine Krankheit, sondern nur ein Symptom. Akuter Durchfall geht meist auf den Genuss von unverträglichem Essen, Stress oder große emotionale Belastung zurück. Dünn- oder Dickdarmentzündungen sowie Nahrungsmittelunverträglichkeiten können u. a. zu chronischem Durchfall führen, bei dem die wässrigen Stuhlentleerungen über einen längeren Zeitraum anhalten. Infektiöser Durchfall wie die Sommergrippe ist durch Krankheitserreger bedingt; er geht in der Regel mit Darmkrämpfen, Erbrechen und Fieber sowie zum Teil mit Bauchschmerzen einher.

Geriebener Apfel

Frisch geriebener Apfel gilt seit altersher als äußerst wirksames Medikament gegen Durchfall, besonders bei Kindern. Reiben Sie einen Apfel mit Schale, lassen den Brei eine Zeit lang stehen und rühren ihn dabei hin und wieder um. Wenn der Apfelbrei durch die Luft leicht bräunlich geworden ist, ist er richtig und kann gegessen oder gefüttert werden.

Hat sich der Stuhlgang nach zwei bis drei Tagen nicht normalisiert, sollten Sie einen Arzt zu Rate ziehen.

Getreidesuppe

Sie geben eine Tasse vorgekochte Reisflocken in zwei Tassen Wasser, fügen einen viertel Teelöffel Salz hinzu und kochen das Ganze kurz auf. Am besten gleich bei den ersten Anzeichen essen und dann mehrmals täglich, bis sich der Stuhlgang wieder normalisiert hat.

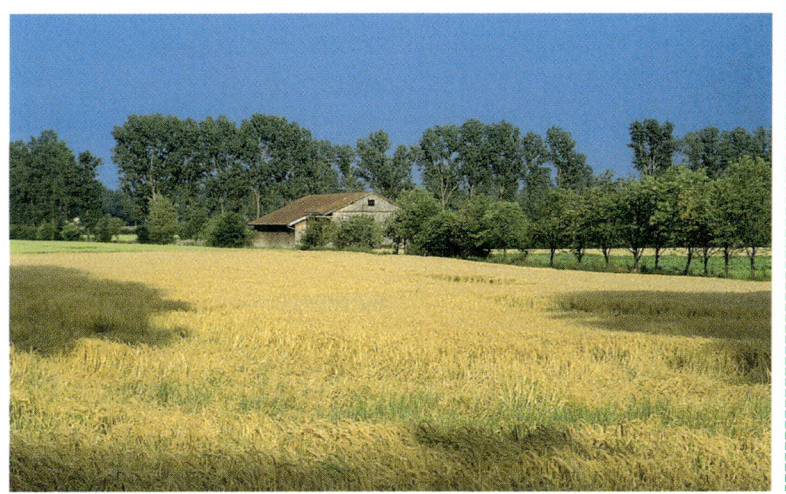

Getreide mit seinem hohen Ballaststoffanteil ist ein idealer und schonender Helfer bei Beschwerden des Magen-Darm-Trakts.

Für die heilende Wirkung der Äpfel ist das Pektin verantwortlich, das den Darm entgiftet. Neben Äpfeln sind auch Quitten, Karotten, Erdbeeren, Himbeeren und Mispeln reich an Pektin. Äpfel gelten jedoch nach wie vor als Pektinlieferant Nummer eins.

EMPFEHLUNGEN FÜR DEN SPEISEPLAN

Bananen, Heidelbeeren, Honig, Jogurt, Johannisbeeren, Ingwer, Knoblauch, Majoran, Muskat, Preiselbeeren, Reis, Salbei, Thymian und Zimt regulieren die Darmflora. Getreidesuppen normalisieren den Stuhlgang. Zu vermeiden sind zuckerhaltige Nahrungsmittel, Fruchtsäfte, Alkohol, Kaffee, Vollkornprodukte, Milch, rohes Obst und Gemüse.

Wacholderbeeren

Ein einfaches und sehr wirksames Mittel sind Wacholderbeeren: Täglich sechs bis zehn Stück roh zerkauen und schlucken. Wer das nicht mag: einen Teelöffel Beeren mit einer Tasse Wasser fünf Minuten kochen, dann zehn Minuten ziehen lassen, abseihen und schluckweise trinken.

Heidelbeerbrei

Übergießen Sie drei gehäufte Esslöffel getrocknete Heidelbeeren und zwei Esslöffel Rohrzucker mit einem Viertelliter Rotwein, und lassen Sie alles etwa zehn Minuten kochen, bis ein dickflüssiger Brei daraus wird. Esslöffelweise einnehmen.

Bessern sich die Beschwerden nach drei bis vier Tagen nicht oder verschlimmern sich noch, konsultieren Sie einen Arzt. Eine Virusgrippe gehört in ärztliche Behandlung.

Reiswasser

Sie kochen einen Esslöffel Reis in einem Liter Wasser drei Stunden lang, seihen dann das Wasser ab, süßen es mit Honig oder Rohrzucker und geben einige Spritzer Zitronensaft zu. Über den Tag verteilt trinken.

Weizenmehl

Rühren Sie soviel Weizenmehl in ein Glas abgekochtes und abgekühltes Wasser ein, bis eine dickflüssige Masse entsteht. Davon nehmen Sie täglich mehrere Esslöffel ein.

Erkältungen

Unter diesem Beschwerdebild sind katarrhartige Erkrankungen der oberen Atemwege wie Schnupfen und deren Behandlung zusammengefasst (Bronchitis, Husten, Mandel- und Nasennebenhöhlenentzündung werden auf den Seiten 29 und 43 und ab Seite 50 gesondert besprochen).

Zu den klassischen Erkältungsanzeichen Niesen und Husten gesellen sich meist noch Kopf- und Halsschmerzen, allgemeines Krankheitsgefühl, Gliederschmerzen und Frösteln. Schuld an der laufenden Nase und am Kratzen im Hals sind in den meisten Fällen sogenannte Rhinoviren. Diese Krankheitserreger setzen sich bei einem geschwächten Abwehrsystem durch Kälte oder übermäßigem Stress bevorzugt an der Nasenschleimhaut fest und reizen diese.

Scharfe Sachen

Sie befreien eine verstopfte Schnupfennase besser als so manches Mittel aus der Apotheke, denn sie verflüssigen die Sekrete in den Atemwegen. Am besten wirken eine gekaute Chilischote sowie 10 bis 20 Tropfen Tabasco (in guten Lebensmittelläden erhältlich) auf ein Glas Wasser, außerdem natürlich Knoblauch – allerdings frisch und roh.

Knoblauch: »Russisches Penizillin«

Vor allem die Russen schwören auf Knoblauch als Heilmittel gegen Erkältungen – zu Recht, denn die antibakteriellen Wirkungen der gesunden Knollen sind inzwischen von der Wissenschaft bestätigt worden. Wie Sie in den Genuss dieser wertvollen Effekte kommen, bleibt Ihnen überlassen; hier ein Vorschlag: fünf Knoblauchzehen schälen und pressen, mit fünf Teelöffel Zucker mischen und mit etwas Wasser zum Sieden bringen. Fünf Minuten ziehen lassen, abseihen und über den Tag verteilt löffelweise einnehmen.

Es gibt eine Vielzahl von Viren, die Erkältungskrankheiten auslösen. Manche Erkältungen verlaufen schwerer, manche leichter, doch auf die leichte Schulter sollte man sie keinesfalls nehmen, sondern sofort mit der Behandlung beginnen.

Gegen erkältungs-bedingte Hals-schmerzen hatte Großmutter auch et-was Exotisches auf Lager: morgens und abends acht bis zehn Datteln mit einer Tasse kochen-dem Wasser über-brühen und an-schließend essen. Sie enthalten eine Reihe von Wirk-stoffen, die die Rachenschleim-haut desinfizieren und pflegen.

EMPFEHLUNGEN FÜR DEN SPEISEPLAN

✳ Jogurt und Knoblauch steigern die Abwehrkräfte und wirken stark antibak-teriell

✳ Zwiebeln enthalten Querzetin, einen Stoff mit antibakteriellen und viren-abtötenden Wirkungen

✳ Ingwer hemmt Grippe-viren, ebenso Kurkuma, Majoran, Pfefferminz, Salbei, Süßholz, Thymian, Zimt

✳ Apfel, Honig, Karotte, Knoblauch, Meerrettich und andere scharfe Ge-würze wie Chilischoten

✳ Zur Steigerung der Ab-wehrkraft helfen frisches Obst und Gemüse, Meeres-früchte und Fisch sowie Nahrungsmittel die viel Zink, Vitamin C und Beta-Karotin enthalten, etwa Linsen, Sanddornsaft und Bergkäse

Zwiebel

Das Allheilmittel Zwiebel hilft, weil antibakteriell und antiviral wirksam, auch bei Erkältungen ganz hervorragend – in jeder Form. Hier zwei Anregungen zur Anwendung der »scharfen Medizin«:

✳ Eine große Zwiebel in Scheiben schneiden, abends auf einem Teller neben das Bett stellen und dann bei geschlosse-nem Fenster schlafen. Durch die Inhalation der Zwiebeldämpfe bricht die Erkältung rascher aus und bessert sich schneller.

✳ Sie schneiden ein bis zwei Zwiebeln klein, überbrühen sie mit kochendem Wasser, lassen sie einige Zeit ziehen und trin-ken dann den heißen Zwiebeltee mit etwas Honig gesüßt.

Kartoffelwickel

Gegen Halsschmerzen hilft ein Kartoffelwickel. Kochen Sie zwei große Kartoffeln bis sie weich sind, zerstampfen Sie sie zu Brei, schlagen diesen noch heiß in ein Leinentuch ein und legen es sofort um den Hals. Über den Wickel kommen je ein trockenes Leinen- und ein Wolltuch. Sobald der Kartoffelwickel erkaltet ist, nehmen Sie ihn ab.

Apfelessig

Zu freier Nase verhilft eine Inhalation mit Apfelessig, für die Sie eine Tasse Essig erhitzen und die Dämpfe einatmen. Alternativ empfiehlt sich die Einnahme von dreimal täglich einem Teelöffel auf ein halbes Glas warmes Wasser.

Senftrunk

Gegen erkältungsbedingte Heiserkeit, aber auch bei überanstrengter Stimme hilft ein Trunk aus Senf, Honig und Zitronensaft: Je einen Esslöffel milden Senf, Honig und frisch gepressten Zitronensaft mischen und vor dem Schlafengehen trinken.

Zitrone

Auch Zitronensaft befreit eine verstopfte Nase. Ziehen Sie einen Teelöffel frisch gepressten Zitronensaft in die Nase hinauf, lassen Sie ihn kurz einwirken, dann kräftig schnäuzen.

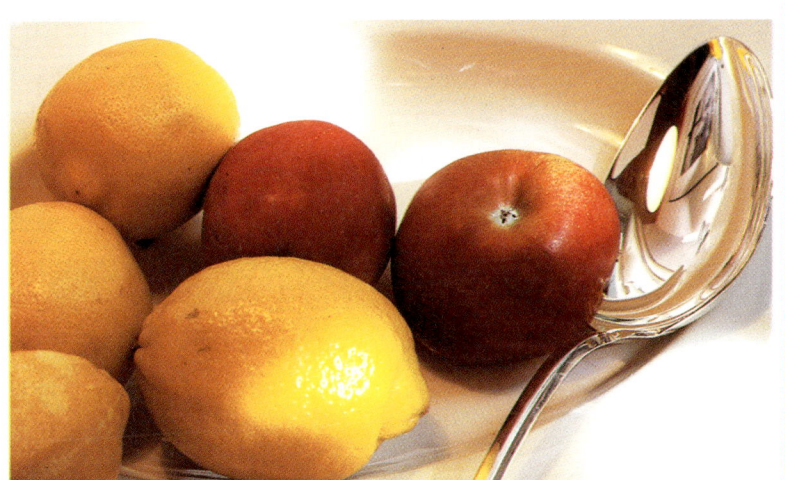

Mehrere Jahrhunderte alt ist der Rat, bei Erkältungen Hühnersuppe zu essen. Seine wissenschaftliche Weihe erhielt er kürzlich, als entdeckt wurde, dass Hühnerfleisch Zystein, eine Aminosäure enthält. Diese ähnelt stark einem Medikament, dem Azetylzystein, das Ärzte bei Atemwegserkrankungen und Bronchitis verordnen.

Die klassischen Vitamin-C-Lieferanten sind bei allen Erkältungskrankheiten das Mittel der Wahl und sollten täglich in ausreichender Menge verzehrt werden.

35

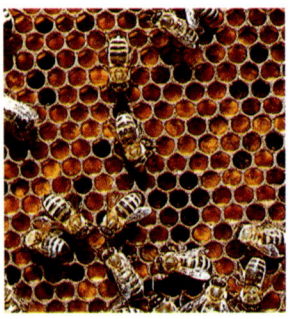

Honig ist geballte Energie. Wenn Sie starken körperlichen und seelischen Belastungen ausgesetzt sind, ist Honig der optimale Fitmacher.

Blütenpollen und Honig sind übrigens auch eine sehr beliebte »Therapie« bei den nord- und mittelamerikanischen Indianern. Die amerikanischen Ureinwohner schätzen sie auch zur Vorbeugung vor großen körperlichen und geistigen Anstrengungen.

Erschöpfung und allgemeine Überlastung

Körperliche und seelische Belastungen kann unser Körper über einen längeren Zeitraum verkraften. Gönnen wir ihm dann eine Ruhepause, ist die körperliche und geistige Leistungsfähigkeit bald wiederhergestellt und wir fühlen uns wieder fit. Kritisch für Gesundheit und Wohlbefinden sind jedoch permanente seelische und körperliche Überlastung ohne Erholungsphasen sowie ständiger Schlafmangel.

Bienenkraft

Blütenpollen und Honig zu gleichen Teilen mischen und davon zwei Wochen täglich zweimal zwei Teelöffel einnehmen – das bringt Ihre verbrauchten Energien garantiert wieder zurück.

Honigmolke

Eine unschlagbare Kombination: Molke versorgt Sie mit allen Vitalstoffen der Milch, und Honig gibt Ihnen schnell verbrauchte Energien zurück. Trinken Sie bei Müdigkeit und großer geistiger oder körperlicher Beanspruchung täglich ein Glas Molke mit zwei Teelöffel Honig verrührt.

Avocados

Mexikanische Heilkundige empfehlen gegen Schwäche und mangelnde Energie rohe Avocados: jeweils eine Frucht morgens und abends essen. Sie helfen auch hervorragend bei Nervosität und Schlaflosigkeit.

EMPFEHLUNGEN FÜR DEN SPEISEPLAN

* Thymian
* Eiweißreiche und fettarme Nahrungsmittel wie Fisch , fettarme Milch und fettarmer Jogurt: Sie stimulieren Stoffe im Gehirn, die geistige Energie spenden

Rosmarinwein

Geben Sie sechs Zweige frischen Rosmarin in eine Flasche Weißwein, verschließen Sie diese, und lassen Sie sie für vier Tage stehen; von dem Rosmarinwein trinken Sie bei Bedarf ein Gläschen. Das wirkt stärkend und kreislaufanregend.

Fieber

Bei Fieber erhöht sich die Körpertemperatur über den Normalwert (37°C bis 38 °C). Typische Anzeichen sind neben der erhöhten Körpertemperatur Schüttelfrost, gerötete Wangen und glasige, glänzende Augen.

Fieber ist eine sinnvolle Reaktion des Körpers, die nicht unterdrückt werden sollte. Steigt die Temperatur jedoch bedrohlich an und geht über Tage nicht wieder zurück, sollte man sie durch geeignete Maßnahmen senken.

Quarkwickel

Frischer Quark gilt als Antibiotikum der Volksmedizin, da er bei allen entzündlichen Erkrankungen und bei Fieber eine überragende Heilwirkung zeigt. Legen Sie den Quarkwickel an den Unterschenkeln wie einen Wadenwickel an.

Essig

Lange Tradition haben Ganzkörperwaschungen mit Essigwasser sowie der gute alte Wadenwickel mit Essig. Beide senken die Temperatur und entfernen den Schweiß.

Zwiebelsocken

Hacken Sie drei bis vier mittelgroße Zwiebeln und füllen Sie sie in Baumwollsocken, die Sie die Nacht über tragen. Ein weiteres Paar Socken sorgt für warme Füße und verhindert, dass sich der Zwiebelgeruch allzu stark bemerkbar macht.

Himbeersaft

Der Saft von frischen Himbeeren (auch fertiger Saft aus dem Reformhaus ist geeignet) zählt ebenfalls zu den altbewährten Hausmitteln gegen Fieber.

Gicht gehört stets in ärztliche Hand; die nachfolgend beschriebenen Anwendungen können die Heilung jedoch unterstützen.

Die Volksmedizin empfiehlt rohen Kohl als Salat sowie das Trinken von Kohlsaft. Auch frischer Meerrettich sollte bei Gicht möglichst oft auf den Tisch kommen.

Bei Gicht sollten Sie sich nicht von den Abwehrmechanismen der Brennnessel abschrecken lassen.

Gicht

Gicht ist eine Stoffwechselkrankheit, bei der der Körper zu viel Harnsäure produziert, die sich in Form von Kristallen an den Gelenken ablagert. Die Erkrankung zeigt sich in Rötung, Schwellung und Erwärmung der Gelenke; teilweise bilden sich auch Knötchen an Gelenken, Schleimbeuteln und in der Ohrmuschel. Beim akuten Gichtanfall ist vor allem das Großzehengrundgelenk betroffen und schmerzt stark.

Rohe Zwiebeln

Ein gutes Hausmittel sind Einreibungen mit rohen Zwiebeln. Zugleich empfiehlt es sich, ein kleines Leinensäckchen mit frisch geschnittenen Zwiebeln auf die schmerzenden Körperteile zu legen. Sie leiten den Schmerz ab und lindern ihn.

Kohlwickel

Ein warmer Kohlwickel lindert die Schmerzen: Sie legen einen Viertel Kohlkopf zehn Minuten in kochendes Wasser, nehmen ihn heraus, walzen einige der Blätter mit einem Nudelholz platt, legen diese auf die Gelenke, befestigen sie mit einer Mullbinde und lassen den Kohlwickel 30 Minuten wirken.

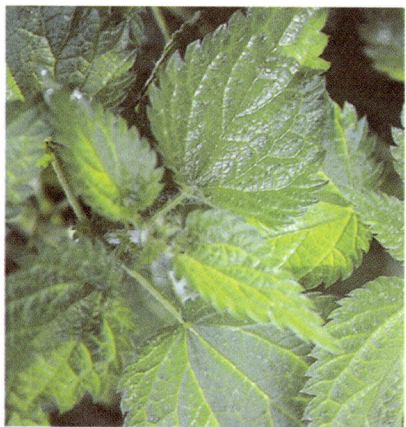

Brennnesselsaft

Brennnesseln enthalten viele Vitamine, Enzyme, Mineralien, Gerb- und Bitterstoffe. Als wirkungsvolles Heilmittel bei Gicht gilt der entschlackende und blutreinigende Brennnesselsaft: dreimal täglich einen Teelöffel mit etwas Wasser verdünnt einnehmen.

Hautbeschwerden

Hautentzündungen oder Ekzeme sind entzündliche Reaktionen, die allergische oder toxische Ursachen haben, d. h. durch den Kontakt mit Allergenen oder giftigen Substanzen ausgelöst werden. In der akuten Phase sind alle Hautstellen, die mit der auslösenden Substanz in Berührung gekommen sind, stark gerötet und geschwollen. Im weiteren Verlauf bilden sich nässende, juckende Bläschen. Wenn die Entzündung über einen längeren Zeitraum anhält, verdicken sich die oberen Hautschichten, Schuppen und Hautrisse treten auf, und die Haut verliert an Elastizität. Bei Hautentzündungen empfiehlt Hildegard von Bingen, die Krume eines Roggenbrots im Backrohr zu erwärmen und auf die betroffenen Hautstellen zu legen. Im Anschluss finden Sie bewährte Heilrezepte gegen Hautentzündungen und -ausschläge sowie gegen Hühneraugen.

Bei Hautentzündungen empfahl im Mittelalter schon Hildegard von Bingen, die Krume eines Roggenbrots im Backrohr zu erwärmen und auf die betroffenen Hautregionen zu legen.

EMPFEHLUNGEN FÜR DEN SPEISEPLAN

* Ananas, Äpfel, Fischöl, Ingwer, Knoblauch, Salbei, Zwiebeln wirken entzündungshemmend.
* Fischöl ist enthalten in fettem Fisch wie Lachs, Makrelen, Sardinen.
* Fencheltee, Kurkuma, Thymian helfen bei fetter, unreiner Haut.

Knoblauch

Die scharfen Knollen sind ideal zur Behandlung von Hautinfektionen und -entzündungen, denn sie wirken antibakteriell und entzündungshemmend: Entweder mischen Sie Honig und pulverisierten Knoblauch eins zu eins und legen diese Mischung als Umschlag auf die betroffenen Hautstellen, oder aber Sie wickeln eine gehackte Knoblauchzehe in eine Mullbinde und befestigen diese mit einem Heftplaster auf der zu behandelnden Stelle.

Kohlwickel

Ein warmer Kohlwickel hilft gegen Hautentzündungen, Geschwüre und Juckreiz. Dazu legen Sie einen Viertel Kohlkopf zehn Minuten in kochendes Wasser, nehmen ihn dann heraus, walzen drei der Blätter mit einem Nudelholz platt, legen diese auf die betroffenen Hautstellen und befestigen sie mit einer Mullbinde. Das Ganze 30 Minuten wirken lassen.

Skandinavische Hautsalbe

Bei Fußpilz hilft es, wenn Sie zerstoßenen Knoblauch in die Schuhe geben.

Aus der Volksheilkunde Skandinaviens stammt dieses Rezept zur Behandlung verschiedener Hautleiden: Verrühren Sie Honig, Pollen und Lebertran zu gleichen Teilen, und tragen Sie diese Mischung mehrmals täglich auf die erkrankten Hautstellen auf.

Buttermilch

Lassen Sie einen Teelöffel frisch geriebenen Meerrettich in einem Viertelliter Buttermilch eine halbe Stunde ziehen, seihen Sie die Milch dann durch ein Sieb ab, und betupfen Sie damit vorsichtig die erkrankten Hautstellen.

Zwiebeln

Gegen Hühneraugen bindet man eine Woche lang über Nacht ein Stück Zwiebel mit Salz bestreut auf das Hühnerauge – am besten mit einer Mullbinde. Nach einigen Tagen löst sich das Hühnerauge von der darunterliegenden Haut und fällt ab.

Heuschnupfen

Heuschnupfen wird durch eine Pollenallergie ausgelöst. Er äußert sich durch starken Fließschnupfen, verstopfte Nase und gerötete, tränende Augen. Weitere mögliche Anzeichen sind permanenter Nies- und Hustenreiz sowie starkes Jucken in Hals, Rachenraum und Augen.

Honig

Wen der Heuschnupfen allsommerlich plagt, dem sei die tägliche Einnahme von ein bis zwei Teelöffel Honig empfohlen. Beginnen Sie damit bereits sechs bis acht Wochen, bevor der Heuschnupfen sich üblicherweise einstellt. Das macht Ihren Körper, eine ein- bis zweijährige »Behandlung« vorausgesetzt, wie bei einer Impfung langsam aber sicher immun gegen die Pollen. Der Honig sollte jedoch von einem Bienenvolk stammen, das nicht weiter als zehn Kilometer Luftlinie von Ihrem Wohnort beheimatet ist. Denn nur dann ist gewährleistet, daß in dem Honig auch einige jener Pollen enthalten sind, gegen die Sie allergisch reagieren.

Statt Honig zu schlecken, können Sie auch Bienenwaben kauen: acht bis zwölf Wochen vor Beginn des Heuschnupfens lassen Sie täglich zwei Esslöffel Bienenwaben langsam im Mund zergehen.

EMPFEHLUNGEN FÜR DEN SPEISEPLAN

Brokkoli, Honig, Jogurt, Karotten, Knoblauch, Kurkuma, Kürbis, Mangold, Nüsse und Öle aller Art, Orangen, Paprika, Spinat stimulieren das Immunsystem und beugen so Heuschnupfen vor.

Jogurt

Löffelweise Schutz vor Allergien bringt Jogurt. Bei Untersuchungen in den USA wurde herausgefunden, dass Jogurt mit Bakterienkulturen das Immunsystem stärkt und damit die Bereitschaft zu Infektionen und besonders zu allergischen Reaktionen deutlich herabsetzt. Eine Jogurtkur, bei der Sie drei Monate vor Beginn Ihrer Heuschnupfenhochzeit jeden Tag ein bis zwei Becher Jogurt essen, kann die unangenehmen Auswirkungen der Pollenallergie wirksam herabsetzen.

Zwiebeln

Die scharfen Knollen können Heuschnupfen lindern, denn sie enthalten einen Stoff, der antiviral wirkt und zudem allergische Reaktionen dämpft.

Gegen Heuschnupfen hilft die Einnahme von Blütenpollen. Der Erfolg stellt sich zwar langsam, dafür jedoch umso nachhaltiger ein. Nehmen Sie täglich zwei bis drei Blütenpollen, langsam zerkaut oder in Milch, Jogurt und Säften verrührt, ein.

Hexenschuss und Ischias

Taubheitsgefühle an den Innenseiten der Oberschenkel, Schwäche oder Lähmung der Wadenmuskeln können auf das Kaudasyndrom hindeuten, eine Sonderform des akuten Ischias. Rufen Sie bei diesen Symptomen sofort einen Notarzt!

Charakteristisch für Hexenschuss ist ein stechender Schmerz in der Gesäß- und Lendenregion, der von einer Sekunde auf die andere eintritt und dazu führt, dass man sich kaum oder höchstens unter starken Schmerzen bewegen kann. Auslöser des Hexenschusses sind eine falsche oder zu große Belastung der Lendenwirbel sowie eine Unterkühlung des Unterleibes durch Nässe oder Zugluft.

Bohrende, dumpfe Schmerzen am Gesäß, bandförmig an der Vorderseite des Oberschenkels sowie seitlich oder hinten am Bein bis in den Fuß hinab, sind kennzeichnend für Ischias. Dazu kommt es meist in Folge von abnutzungsbedingten Veränderungen der unteren beiden Bandscheiben.

Heißer Kartoffelsack

Ein bis zwei Handvoll Haferkörner mahlen, mit etwas Wasser anrühren und zu einem Brei kochen. Einen Schuss Essig dazu, geben und dieses Haferpflaster etwas abgekühlt auf die Lendengegend streichen. Mit einem Tuch abdecken und einwirken lassen.

Zwei Kilogramm Kartoffeln mit der Schale kochen, zu Brei zerdrücken, diesen in einen Leinensack oder einen kleinen Kopfkissenbezug füllen und heiß auf den Rücken auflegen. Vorsicht, dass Sie sich mit dem heißen Wickel nicht verbrennen. Darüber kommt ein Handtuch und eine Wolldecke, um die schmerzlindernde Wärme der Kartoffeln möglichst lange zu erhalten. Nehmen Sie den Kartoffelsack erst wieder ab, wenn er vollkommen ausgekühlt ist.

Zwiebelpackung

Dünsten Sie drei große Zwiebeln, füllen Sie sie in ein kleines Säckchen, und legen Sie diese Packung für 15 Minuten auf die schmerzende Stelle.

EMPFEHLUNGEN FÜR DEN SPEISEPLAN

Chili, Gewürznelken, Ingwer, Knoblauch, Rosmarin, Senf und Zwiebeln wirken schmerzstillend.

Husten

Durch Husten versucht der Körper generell, Fremdkörper und Schleim aus den Atemwegen zu entfernen. Neben Hustenreiz und Heiserkeit besteht meist ein Engegefühl im Kehlkopf, manchmal auch Atemnot und Brechreiz bis hin zu Würgeanfällen. Fast immer geht Husten mit einer vermehrten Schleimabsonderung und Schnupfen einher.

EMPFEHLUNGEN FÜR DEN SPEISEPLAN

Scharfe Gewürze, v. a. Knoblauch, Meerrettich, Pfeffer, Senf, Zwiebeln, außerdem Anis, Fenchel, Kümmel, Safran, Salbei, Süßholz, Thymian lösen den Schleim, lindern den Hustenreiz und halten die Atemwege frei.Alle Nahrungsmittel, die das Immunsystem stärken sind erlaubt (siehe Seite 80).

Bei Fieber über 39 °C und blutigem Auswurf müssen Sie unverzüglich zum Arzt gehen; dies gilt auch, wenn die Behandlung nach einer Woche keinen Erfolg zeigt: Beides sind Indizien einer beginnenden Lungenentzündung.

Zitronensaft

Geben Sie den Saft einer ganzen Zitrone in ein Glas warmes Zuckerwasser und trinken Siedieses über den Tag verteilt.

Karottensirup

Vielgepriesen bei Husten ist dieses Mittel, für das Sie einen Viertelliter Karottensaft (selbst gepresst oder aus dem Reformhaus), drei Esslöffel Kandiszucker und etwas Wasser unter Rühren aufkochen, bis sich eine dickliche Flüssigkeit bildet. Davon nehmen Sie täglich drei bis vier Teelöffel ein.

Meerrettich lüftet den Geist, heißt es im Volksmund. Wer ihn intensiv einatmet, wird auch hartnäckigen Schnupfen oder Husten wieder los.

Knoblauch

Fünf Knoblauchzehen schälen und pressen, mit drei Teelöffel Zucker mischen und mit etwas Wasser zum Sieden bringen. Fünf Minuten ziehen lassen und die Mischung durch ein Tuch seihen. Über den Tag verteilt einnehmen.

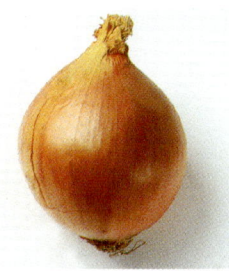

Ihre ätherischen Öle machen die Zwiebel zu einem vielseitig verwendbaren Heilmittel.

Ingwercocktail

Reiben Sie 20 Gramm geschälte Ingwerwurzeln in kleine Stückchen, lassen sie diese zehn Minuten in einem Liter Wasser kochen und seihen Sie sie durch ein Sieb ab. Danach einen Esslöffel Honig, einen Teelöffel Glyzerin und einen Teelöffel frisch gepressten Zitronensaft unterrühren und bei einem akuten Hustenanfall löffelweise einnehmen.

Zwiebelwickel

Ein altes Hausmittel: zwei bis drei Zwiebeln in dünne Scheiben schneiden, in ein Säckchen aus dünnem Stoff füllen und dieses zubinden. Eine Bratpfanne halbvoll mit Wasser füllen, einen Topfdeckel auf die Pfanne legen und das Wasser erhitzen. Die Säckchen auf den Deckel legen, auf diese Weise beidseitig erwärmen und noch möglichst heiß auf die Brust auflegen. Darüber ein Wolltuch wickeln und ins Bett legen, bis der Wickel erkaltet ist.

Insektenstiche

Nach einem Insektenstich tritt zunächst ein oft stechender, mehr oder minder starker Schmerz auf. An der Stichstelle zeigen sich Rötung und Schwellung, starker Juckreiz entsteht.

Zwiebeln

Bei allergischen Reaktionen und Stichen in Hals und Rachen, vor allem von Bienen, Wespen oder Hornissen, müssen Sie sofort zum Arzt.

Das bekannteste und wirksamste Hausmittel bei Insektenstichen ist eine Scheibe frische Zwiebel, die auf die Stichstelle gelegt wird. Der Zwiebelsaft lindert den Schmerz und bringt die Schwellung zum Abklingen. Somit lässt sich auch der Stachel leichter aus der Stichwunde ziehen.

Salz

Nicht nur Scharfes, auch Salziges hilft gegen Insektenstiche: Verreiben Sie etwas Kochsalz, welches Sie mit Speichel befeuchten, auf der Stichstelle.

Milch

Sehr empfehlenswert ist auch das Baden der Stichstelle in kalter Milch.

Kopfschmerzen

So viele Ursachen es für Kopfschmerzen gibt, so viele verschiedene Formen davon sind auch bekannt. Die beiden häufigsten Arten sind Spannungskopfschmerzen, u. a. bedingt durch Stress oder falsche Haltung beim Sitzen, sowie eigenständige Kopfschmerzen, ausgelöst durch Infektionen, Erkältungskrankheiten oder Schleudertrauma.

Vor der Selbstbehandlung Ihrer Kopfschmerzen sollten Sie eine organische Grunderkrankung vom Arzt ausschließen lassen.

EMPFEHLUNGEN FÜR DEN SPEISEPLAN

* Fischöl (fetter Fisch) sowie Schalentiere
* Nüsse, Samen, grüne

Oliven, Weizenkleie
* Gewürznelken, Ingwer, Kardamom

Zitronenschale

Legen Sie ein Stück Zitronenschale (ohne das weiße Häutchen) mit der Innenseite auf die Schläfen. Durch das leichte Brennen verschwindet der Kopfschmerz meist schnell.

Essig

Waschungen und Umschläge mit Essigwasser fanden bei unseren Großmüttern häufige und erfolgreiche Anwendung. Sie können entweder Ihre Stirn mit Essigwasser einreiben oder ein Tuch damit tränken und es wie ein Stirnband um den Kopf wickeln.

Kohlwasserdampf

Ein fast vergessenes altbewährtes Hausmittel gegen Kopfschmerzen sind Inhalationen von Kohlwasserdampf. Dazu

Ein Tipp aus dem Ayurveda, der indischen Heilkunde: Nicht nur die Mandeln selbst, auch ihr Öl hilft gegen Kopfschmerzen, denn es entspannt und beruhigt. Reiben Sie das Mandelöl direkt unter die beiden Nasenlöcher ein, denn sie gelten als Pforte zum Nervensystem.

kochen Sie einen viertel Kohlkopf in Wasser auf, nehmen nach etwa 15 Minuten den Topf vom Herd und inhalieren (mit einem Handtuch über dem Kopf) die aufsteigenden Dämpfe.

Zironenkaffee

Geben Sie den Saft von einer Zitrone in eine Tasse heißen Kaffee (ohne Milch und Zucker) und trinken Sie diese zügig aus.

Meerrettich

Vor allem bei starken und wiederkehrenden Kopfschmerzen helfen drei Esslöffel frisch geriebener Meerrettich, die Sie auf ein Leinentuch streichen. Wickeln Sie dieses zusammen und legen Sie es für eine halbe Stunde in den Nacken.

Mandeln

Ein bewährtes Hausmittel ist der Verzehr von fünf bis zehn Mandelkernen (roh oder gekocht).

Gewürznelken

Hildegard von Bingen, die große Heilerin des ausgehenden Mittelalters, kannte die kopfschmerzlindernde Wirkung von Gewürznelken: zwei bis drei Stück täglich kauen.

Gewürze wie Nelken, Sternanis und Zimt verfeinern nicht nur den Geschmack von Speisen, sie haben auch heilende Wirkungen auf den Organismus.

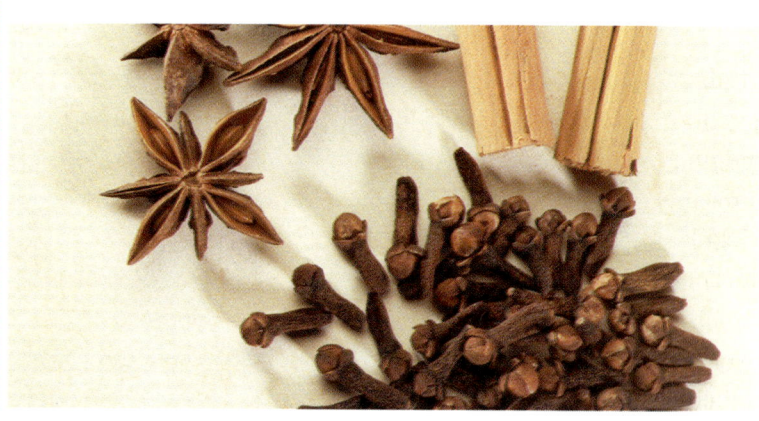

Senffußbad

Ein Fußbad mit Senfmehl kann nervös bedingte Kopfschmerzen lindern, denn es wirkt tief entspannend. Geben Sie dazu 50 Gramm Senfmehl in zehn Liter heißes Wasser, und baden Sie Ihre Füße für fünf bis zehn Minuten darin.

Kreislaufstörungen

Als Hauptursachen für Kreislaufstörungen gelten niedriger Blutdruck, Rauchen, falsche Ernährungsgewohnheiten und mangelnde Bewegung. Typische Anzeichen sind Müdigkeit, Schlappheitsgefühle, verminderte Leistungsfähigkeit, Konzentrationsschwäche, kalte Hände und Füße. Bei Blutdruckabfall im Stehen kann es zudem zu Herzjagen, Schwindelanfällen, »Schwarzwerden« vor den Augen und Leeregefühl im Kopf kommen.

Bei Neigung zu Kreislaufzusammenbrüchen müssen Sie Ihren Blutdruck auf alle Fälle ärztlich überwachen und behandeln lassen.

Pfefferkörner

Wer zu Schwindelanfällen neigt, dem seien einige Pfefferkörner, morgens auf nüchternen Magen gekaut, empfohlen.

Rosmarin

Als Wein oder als Tinktur zum Einreiben wird Rosmarin als eines der besten Kreislaufmittel empfohlen.

Knoblauch

Er gilt seit dem Altertum als eines der besten Mittel zur Vorbeugung von Gefäßerkrankungen. Täglich eine Knoblauchzehe ganz hinunterschlucken, aber nicht kauen, denn sonst entwickelt sich der Knoblauchgeruch. Ebenso zu empfehlen gegen Durchblutungsstörungen: Den frisch gepressten Saft von 20 Knoblauchzehen (oder fertigen Saft aus dem Reformhaus) mit zwei Esslöffel Honig und dem Saft von einer Zitrone mischen; täglich morgens und abends ein Likörglas davon trinken.

Wermut, auch bitterer Beifuß genannt, verdankt seine arzneiliche Wirkung in erster Linie seinen Bitterstoffen, die auch in Kombination mit Honig kaum etwas von ihrem bitteren Geschmack verlieren. Der Honigwein à la Hildegard erfordert daher etwas Durchhaltevermögen, das aber mit einer deutlichen Linderung der Beschwerden belohnt wird.

Honigwein

Hildegard von Bingen kurierte Kreislaufschwäche auf diese Weise: 400 Gramm Honig in drei Liter Wein einrühren, bei schwacher Hitze zum Kochen bringen, dann 150 Milliliter Wermutsaft zugeben. Nochmal kurz aufkochen, in sterilisierte Flaschen abfüllen und jeden zweiten Tag morgens auf nüchternen Magen ein bis zwei Likörgläser trinken.

Weinessig

Als Erste-Hilfe-Mittel bei Schwindelanfällen hat sich Weinessig bewährt; seine Dämpfe wecken die Lebensgeister.

Apfelessig

Geht der Kreislauf in die Knie, dann helfen auch Einreibungen des ganzen Körpers mit Apfelessig. Denn sie fördern die Durchblutung und bringen so Ihren matten Kreislauf wieder auf Trab.

Magenbeschwerden

Zu den häufigsten Beschwerden zählen die Magenverstimmung, episodisch auftretende Magenschmerzen, verbunden mit Völlegefühl, Blähungen und Übelkeit, ein übersäuerter Magen sowie Gastritis, eine Magenschleimhautentzündung. Letztere äußert sich durch Sodbrennen, Aufstoßen und Schmerzen im Oberbauch, aber auch durch Magenkrämpfe, Durchfall, Blähungen oder Verstopfung. Ursachen von Magenbeschwerden sind meist zu schnelles und zu heißes Essen, Stress sowie übermäßiger Genuss von Kaffee, Alkohol und Zigaretten.

Bananenkur

Eine bis zwei Bananen täglich stimmen einen »gekränkten« Magen wieder freundlich, denn sie neutralisieren überschüssige Magensäure und wirken zudem beruhigend auf die Magenschleimhaut.

EMPFEHLUNGEN FÜR DEN SPEISEPLAN

* Avocados, Bananen, Blumenkohl, Brokkoli, Feigen, Ingwer, Kartoffeln, Kohl, Mangold, Rosenkohl und schwarzer Tee neutralisieren die Magensäure und schützen die Magenschleimhaut wirksam vor schädlichen Stoffen

* Anis, Basilikum, Dill, Fenchel, Kümmel, Petersilie, Pfefferminz, Rosmarin, Süßholz, Thymian, Zimt

* Honig, Jogurt und Knoblauch wirken antibakteriell

Wenn Magenbeschwerden nach einigen Tagen der Behandlung keine Besserung zeigen, sollte umgehend ein Arzt konsultiert werden.

Knoblauch

Entgegen bisheriger Meinung lindert »Knofel« auch Magenbeschwerden, insbesondere jene, die auf eine erhöhte Magensäure zurückgehen.

Untersuchungen haben gezeigt, dass die Knolle die Ausschüttung von Magensäure deutlich herabsetzt und die Widerstandskraft der Magenschleimhaut stärkt.

Kartoffelbrei

Das richtige Mittel gegen Magenverstimmung; statt Brei darf es auch Kartoffelsuppe sein. Rohe Kartoffeln lindern übrigens auch Magenkrämpfe.

Avocados

Auch die Butter des Urwalds, wie Avocados in ihrem Ursprungsland Mexiko genannt werden, lindert Magenbeschwerden. Avocados neutralisieren die Magensäure und können auch Magengeschwüren vorbeugen.

Hafer und Dinkel

Ein altbewährtes Mittel der Wahl bei nervösen Reizen sind Breie aus Hafer, Dinkel oder einer Mischung aus beiden.

Kohlsaft ist ein gutes Mittel gegen Magenschleimhautentzündung, wie wissenschaftliche Forschungen bestätigt haben. Trinken Sie kurmäßig über mindestens Zwei Wochen täglich zwei bis drei Gläser schluckweise zwischen und vor den Mahlzeiten.

Wenn das Fieber über 39 °C ansteigt und die Mandeln eitrige Beläge aufweisen, sollten Sie unverzüglich einen Arzt konsultieren.

Mandelentzündung

Eine Mandelentzündung (Angina) tritt häufig zusammen mit anderen Erkältungskrankheiten auf. Ausgelöst wird sie von Bakterien, meist Streptokokken. Den Beginn einer Angina kennzeichnen ein geröteter Rachen, geschwollene Gaumenmandeln, starke Halsschmerzen sowie Schluckbeschwerden. Oft strahlen die Schmerzen bis in die Ohren und die Zähne aus. Hinzu kommen meist Fieber, Schüttelfrost und Gliederschmerzen.

Honig

Nehmen Sie entweder mehrmals täglich einen Teelöffel Honig ein, den Sie langsam den Hals hinunterlaufen lassen, oder aber Sie verrühren einen Teelöffel Honig mit einem Spritzer Essig in einem Glas warmem Wasser und gurgeln damit.

Im akuten Stadium einer Mandelentzündung hilft es, wenn man einfach eine Knoblauchzehe lutscht.

Apfelessig

Ein Essigwickel lindert die Halsschmerzen: Tauchen Sie ein Küchenhandtuch in ein Viertelliter Apfelessig, wringen Sie es aus und wickeln Sie es um den Hals mit einem Wollschal darüber; 30 Minuten angelegt lassen.

Ob mit süßem Honig oder scharfer Minze, Entzündungen im Hals- und Rachenraum lassen sich mit verschiedenen Mitteln behandeln.

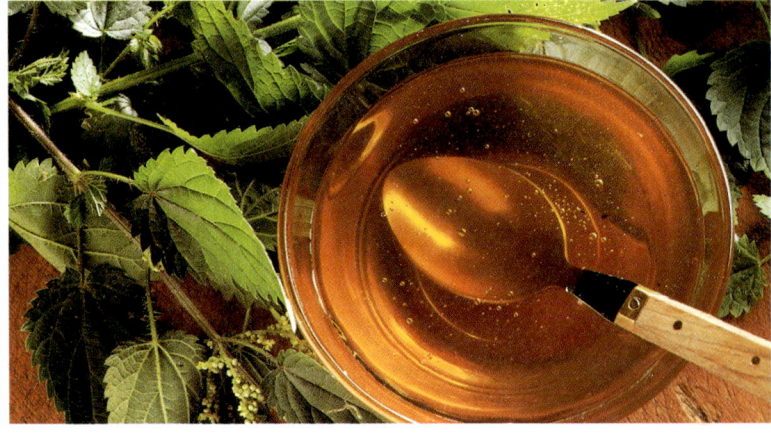

Rettichsamen

Kochen Sie einen Teelöffel Rettichsamen und einen Esslöffel Honig mit einer halben Tasse Essig auf, und verdünnen Sie diese Mischung mit so viel Wasser, bis die Schärfe erträglich wird und Sie mit der Mixtur gurgeln können.

Zitronensaft

Bei Mandelentzündungen sollte man darüber hinaus öfter etwas reinen Zitronensaft in den Mund nehmen und ihn dort einige Minuten behalten. Dann lassen Sie den Zitronensaft ganz langsam in den Hals hinunterlaufen.

Zwiebelhalswickel

Eine weitere Variante zur wirksamen Behandlung von Mandelentzündungen ist die nachfolgende: Schneiden Sie ein bis zwei Zwiebeln klein und dünsten Sie sie so lange in Öl (Sonnenblumen- oder Bucheckernöl), bis sie weich sind. Dann wickeln Sie die heißen, öligen Zwiebeln in ein Tuch ein, lassen sie etwas auskühlen und legen dann das Tuch vorsichtig um den Hals. Mit diesem Halswickel legen Sie sich sofort ins (am besten schon mittels Wärmflasche oder Heizkissen vorgewärmte) Bett und lassen ihn über Nacht einwirken.

Scharf und salzig

In Mexiko behandeln Heilkundige eine Angina mit Chilischoten, die mit Salz zerkaut und langsam geschluckt werden. Im akuten Stadium einer Mandelentzündung hilft es auch, wenn man eine Knoblauchzehe lutscht.

Für den Speiseplan empfehlenswert sind vor allem Knoblauch, Zwiebeln, Ingwer, Salbei und Honig, da diese Nahrungsmittel antibakterielle und antivirale Wirkung besitzen. Des Weiteren sind alle Empfehlungen bei Erkältungen (Seite 33 ff.) auch bei der Bekämpfung von Mandelentzündungen hilfreich.

Rettichsamen sind eine reiche Quelle schwefelhaltiger ätherischer Öle, die wie ein natürliches Antibiotikum wirken – keimtötend und entzündungshemmend.

Menstruationsbeschwerden

Schmerzhaft spannende Brüste, Bauchkrämpfe, Ziehen und Stechen im Unterleib sowie im Rücken, geschwollener Unterbauch, Heißhungerattacken und Verdauungsprobleme: Von den seelischen Unpässlichkeiten einmal abgesehen, können die Tage während der Tage oder bereits davor ganz schön unangenehm sein. Darüber hinaus lässt die Periode oft auch noch zu lange auf sich warten, ist sehr stark oder so schwach, dass man sie kaum mehr als solche bezeichnen kann. Die Ursachen all dieser Übel liegen – sofern organische Störungen wie etwa Gebärmutterveränderungen, Zysten oder Hormonstörungen ausgeschlossen sind – vor allem in Anspannung, Stress und übermäßiger körperlicher sowie geistiger Belastung. Doch auch die Ernährung spielt eine Rolle.

In öffentlichen Schwimmbädern und Saunen lauern Pilze, Trichomonaden und Co. Gegen diese unliebsamen »Mitbringsel« hilft Jogurt, denn er hemmt das Wachstum der krankmachenden Keime, verbessert das Scheidenmilieu und stärkt die Abwehrkräfte. Tauchen Sie einen Tampon in Jogurt (Biojogurt aus Reformhaus oder Naturkostladen) und führen ihn in die Scheide ein; drei- bis viermal täglich wiederholen.

Avocados

Bei schmerzhafter Periode empfiehlt sich der Verzehr von Avocados: zweimal täglich.

EMPFEHLUNGEN FÜR DEN SPEISEPLAN

✳ Jogurt und kalziumreiche Nahrungsmittel lindern Stimmungstiefs und Schmerzen

✳ Kohlenhydrate (Brot, Nudeln, Kartoffeln, Reis) lindern die Symptome

✳ Ananas, Äpfel, Brokkoli, Erdnüsse, Karotten, Mais, Sojaprodukte: wirken ähnlich wie Östrogene

✳ Grünes Blattgemüse, Honig, Hülsenfrüchte, Ingwer, Körner, Meeresfrüchte, Nüsse: wirken antidepressiv, heben die Stimmung

✳ Kümmel, Majoran, Petersilie, Pfefferminze

✳ Generell eine vitaminhaltige, kalium- und magnesiumreiche Ernährung vor und während der Periode

Rotwein mit Meerrettich

Ein altes Hausmittel, wenn die Periode auf sich warten lässt: Kochen Sie zwei Teelöffel frisch geriebenen Meerrettich mit einem Viertelliter Rotwein auf und trinken dies noch heiß in kleinen Schlucken. Dieser Trunk ist sehr wirksam, er regt die Gebärmuttermuskulatur an und setzt die Blutung in Gang.

Apfelessig

Bewährt bei Menstruationskrämpfen hat sich auch Apfelessig, von dem Sie zwei Teelöffel in ein Glas Wasser geben, umrühren und dies zweimal täglich trinken.

Nasenbluten

Heftiges Schnäuzen oder Niesen, eine Verletzung der Nasenschleimhäute sowie ein Sturz oder ein Stoß auf die Nase können zu Nasenbluten führen.

Zwiebeln

Reiben Sie ein bis zwei rohe Zwiebeln, und pressen Sie den Brei durch ein Sieb. Den Zwiebelsaft verdünnen Sie zu gleichen Teilen mit Essig und schnupfen dies immer wieder einmal in die Nase ein.

Essigwasser

Die Säure des Essigs hat einen adstringierenden, d. h. zusammenziehenden Effekt, der bewirkt, dass sich die Blutgefäße zusammenziehen: Mischen Sie Apfelessig und Wasser eins zu eins und saugen Sie die Mixtur in die Nase hinauf. Zusätzlich tupfen Sie das Essigwasser auf Schläfen, Nase und Hals.

Frischer Zitronensaft

Reinigen Sie das blutende Nasenloch mit kaltem Wasser und spritzen Sie anschließend ganz frischen Zitronensaft hinein.

Falls die Blutungen nach 20 Minuten nicht zum Stillstand gekommen sind und unter Umständen sogar nach stärker werden, sollten Sie einen Arzt rufen. Das gilt auch bei Nasenbluten nach Kopf- oder Nackenverletzungen.

Salzwasser

Hilfreich ist auch eine Nasenspülung mit Salzwasser (einen Teelöffel auf ein halbes Glas warmes Wasser).

Nasennebenhöhlenentzündung

Entzündungen der Nasennebenhöhlen äußern sich zunächst durch starken Schnupfen und Kopfschmerzen in der Region um die betroffene Nebenhöhle sowie durch Ohrenschmerzen und Fieber. Nasennebenhöhlenentzündungen schließen sich oft an einen Schnupfen oder einen grippalen Infekt an, der nicht ganz ausgeheilt wurde. Eine wichtige Rolle bei ihrer Entstehung spielt auch die Psyche. Seelische Belastungen wie Sorgen, Ängste oder unausgelebte Emotionen können zu einer Entzündung der Nasennebenhöhlen führen.

Gewürztee

Besonders hilfreich ist Gewürztee: Sie überbrühen je einen Teelöffel pulverisierte Nelken, Anis und Süßholz sowie je einen halben Teelöffel Ingwer und Kardamom mit einem Viertelliter heißem Wasser, lassen dies fünf Minuten ziehen und trinken mehrmals täglich eine Tasse davon.

Salzwasser befreit die Atmung: zwei Teelöffel Salz in ein Glas warmem Wasser auflösen, in die Nase hochziehen und wieder ausschneuzen; mehrmals täglich wiederholen.

Teeaufgüsse verschiedener Kräuter bewähren sich bei vielen Beschwerden.

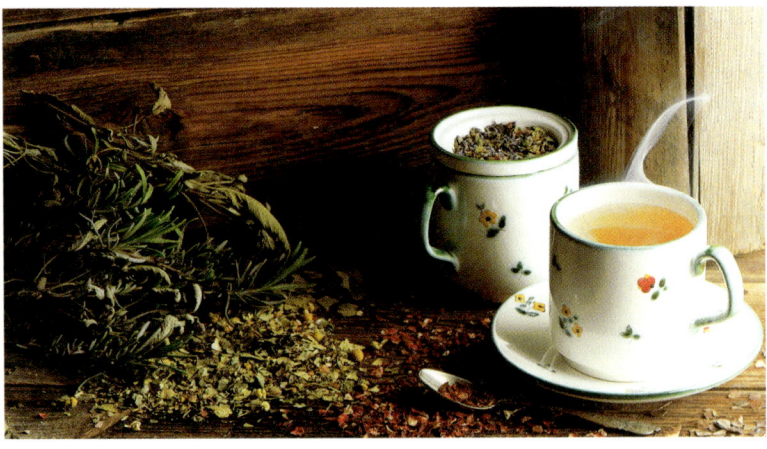

EMPFEHLUNGEN FÜR DEN SPEISEPLAN

❋ Brokkoli, Honig, Jogurt, Karotten, Knoblauch, Kürbis, Mangold, Nüsse und Öle aller Art, Orangen, Paprika, Spinat: stimulieren das Immunsystem

❋ Ananas, Apfel, Fischöl (fetter Fisch), Ingwer, Zwiebel: wirken entzündungshemmend

❋ Milch ist generell zu meiden

Ingwerkompresse

Sie geben zwei bis drei Esslöffel frisch geriebenen Ingwer auf ein Leinen- oder Baumwolltuch und pressen den Saft heraus, den Sie mit etwas Wasser mischen. Den Ingwersaft erhitzen Sie kurz und tränken damit ein weiteres Tuch, das Sie auf die schmerzende Stelle am Kopf legen. Sobald die Ingwerkompresse abgekühlt ist, nehmen Sie sie wieder ab und wiederholen die Anwendung so lange, bis sich die Haut leicht rötet.

Quark-Meerrettich-Auflage

Frischer Quark und Meerrettich haben heilende und entzündungshemmende Wirkung: Streichen Sie auf ein Leinentuch fingerdick frischen Quark, vermischt mit einem Esslöffel frisch geriebenem Meerrettich, und legen Sie dieses als Kompresse 10 bis 15 Minuten auf den Stirn- oder Kieferhöhlenbereich auf.

Bienenwaben

Besorgen Sie sich vom Imker oder in einem gut sortierten Reformhaus einige Bienenwaben und kauen ein etwa zwei Zentimeter großes Stück davon. 15 bis 20 Minuten gut durchkauen, wieder auspucken und sechsmal täglich in stündlichem Abstand wiederholen. Dies führen Sie eine Woche lang durch, danach lassen Sie dreimal täglich nach dem Essen einen Esslöffel Bienenhonig im Mund zergehen.

Nasennebenhöhlenentzündungen werden leicht chronisch und müssen deshalb vollkommen auskuriert werden. Konsultieren Sie daher einen Arzt, wenn sich Ihre Beschwerden nach ein bis zwei Tagen nicht gebessert haben, hohes Fieber vorliegt und die Kopfschmerzen stärker werden.

Nervosität

Nervosität und dadurch bedingte Beschwerden breiten sich immer mehr aus, was angesichts unserer modernen Lebensführung kaum verwunderlich ist.

Typische Symptome bei Nervosität sind eine erhöhte Erregbarkeit der psychischen Funktionen, frühzeitige Erschöpfung, Herzklopfen und -beklemmung, innere Unruhe, Schlaflosigkeit, Schwindelgefühl und Spannungskopfschmerz. Auch ein Druckgefühl im Magen, Potenz- und Verdauungsstörungen sowie Zittern sind häufig. Meist leiden die Betroffenen unter kalten Füßen und Händen, viele neigen aber auch zu schweißnassen Händen.

Beruhigend und ausgleichend wirken einige frische Petersilienblätter, die Sie fein zerhacken, mit Zwei bis drei Esslöffel Milch und einem Teelöffel Honig vermischen und von diesem Brei mehrmals täglich einen Teelöffel einnehmen.

Zwiebeln

Im alten Ägypten griff man zu rohen Zwiebeln, um sich zu entspannen. Neue Studien haben ergeben, dass Zwiebeln eine Substanz erhalten, die tatsächlich beruhigend auf das Nervensystem wirkt.

Buttermilch

Frische Buttermilch ist wegen ihres hohen Gehalts an Lezithin und Kalzium ein sehr wirksames Hausmittel gegen schwache Nerven. Allerdings sollten Sie davon nicht nur ein Gläschen, sondern schon einen Liter über den Tag verteilt trinken.

EMPFEHLUNGEN FÜR DEN SPEISEPLAN

* Honig: beruhigt
* Kohlenhydrate, besonders Nudeln und Kartoffeln
* Zwiebeln: enthalten einen Stoff, der nachhaltig beruhigend auf das zentrale Nervensystem wirkt
* Anis, Avocados, Basilikum, Fenchel, Gewürznelken, Ingwer, Knoblauch, Muskat, Petersilie, Salbei: wirken beruhigend

Apfelschalentee

Wer sich abgespannt fühlt, kann es mit diesem beruhigenden Getränk versuchen: Schneiden Sie einen ungeschälten Apfel in kleine Stücke, und überbrühen Sie diese mit einem halben Liter heißem Wasser. Eine Stunde ziehen lassen dann zwei bis drei Teelöffel Honig hinzugeben. Die Apfelstücke werden gegessen und die Flüssigkeit wird schluckweise getrunken.

Blütenpollen

Gute Wirkung zeigt die regelmäßige Einnahme von Blütenpollen, die die Nerven stärken und beruhigen: Täglich einen Esslöffel in Jogurt und Fruchtsäfte unterrühren und über den Tag verteilt löffelweise bzw. in kleinen Schlucken zu sich nehmen.

»Lezithinschub«

Lezithin, eine fettähnliche Substanz, ist Balsam für die Nerven – und in Milch und Eigelb reichlich vorhanden: Sie mischen einen Viertelliter Milch mit einem Eigelb und einem Esslöffel Honig und trinken dies zweimal täglich.

Avocados

Die wohlschmeckenden Tropenfrüchte enthalten viel Vitamin B 6, das Nervenvitamin, und wirken dadurch beruhigend bei Stress und starker Nervosität.

Niedergeschlagenheit

Wir kennen sie alle, diese Momente, in denen man den Mut zu verlieren droht und die Stimmung sich zusehends verdüstert. Man fühlt sich schlapp, hat zu nichts mehr Lust, ist energielos, müde und verzweifelt. Gegen solche Gefühlslagen, im Fachjargon depressive Verstimmungen genannt, gibt es allerdings einige wirksame Mittel, die Ihnen beim Weg aus dem seelischen Tief hilfreich zur Seite stehen können.

Muskatnuss, so wusste Hildegard von Bingen, stärkt schwache Nerven – würzen Sie, wo immer möglich, Ihre Speisen mit diesem Gewürz.

Nervennahrung oder Nahrung fürs Gehirn wird das Lezithin manchmal auch genannt, da es die Gehirndurchblutung verbessert und für die Funktion des Zentralnervensystems und des Gehirns unentbehrlich ist. Sojaprodukte und Eigelb sind reiche Quellen dieser wertvollen Substanz.

Schwere Depressionen, gepaart mit extremer Hoffnungslosigkeit und Schwermut, sind ernsthafte Erkrankungen, die von einem Facharzt behandelt werden müssen.

EMPFEHLUNGEN FÜR DEN SPEISEPLAN

✳ Spinat und andere Nahrungsmittel, die reich an Folsäure sind

✳ Knoblauch, Safran

✳ Fisch und Meeresfrüchte: sind reich an Selen

✳ Nüsse: enthalten ebenfalls viel Selen

✳ Peperoni: enthalten Kapsaizin, das die Ausschüttung von Endorphinen erhöht, sogenannten Glückshormonen

✳ Kohlenhydratreiche Nahrungsmittel wie Brot, Getreideflocken, Kartoffeln, Nudeln, Reis

✳ Getreidekörner, grünes Blattgemüse, Honig, alle Hülsenfrüchte, Ingwer: wirken antidepressiv, stimungsaufhellend

Fenchelsaft

Hildegard von Bingen rät zu Fenchel: Aus den Fenchelblättern einen Saft pressen. Diesen zwei- bis dreimal täglich in Stirn-, Schläfen-, Brust- und Magengegend einreiben.

Süßholztrunk

Auch Zimt hilft aus dem Stimmungstief: Eine Messerspitze, gemahlenen Zimt auf ein Stückchen Brot streuen und essen. Gut kauen und einspeicheln, da der Zimt bereits über die Mundschleimhaut aufgenommen wird.

Kochen Sie zwei Teelöffel pulverisierte Süßholzwurzeln kurz in einem Viertelliter Wasser auf, seihen Sie sie durch ein Sieb, und trinken Sie mehrmals täglich einige Schlucke davon.

Ohrenschmerzen

Die in der Regel klopfenden und pochenden Schmerzen treten meist infolge von Zugluft und kaltem Wind auf. Ohrenschmerzen können aber auch Begleiterscheinung einer Mittelohrentzündung sein.

Knoblauch

Zerschneiden Sie eine Knoblauchzehe ganz fein, drehen Sie die Stückchen mit Watte zu einem kleinen Pfropfen, den Sie in das schmerzende Ohr schieben. Dann legen Sie sich ins Bett und decken das Ohr mit einem dicken Wollschal zu.

Alternativ können Sie alle paar Stunden einige Tropfen Knoblauchöl ins Ohr träufeln. Dazu zerdrücken Sie drei Knoblauchzehen und mischen diese mit drei Esslöffel Olivenöl. Diese Mischung geben Sie in eine Glasflasche, lassen sie eine Woche bei Zimmertemperatur ziehen und gießen sie danach durch ein feines Sieb ab.

Lauchsaft
Ohrensausen und Ohrenschmerzen verschwinden schnell, so wussten unsere Großmütter, wenn man Lauchsaft, vermischt mit Essig oder Milch, ins Ohr einträufelt.

Zwiebelwickel
Zwiebeln, diese Knollen mit den vielen ätherischen Ölen, sind ein wahres Allheilmittel und helfen auch bei Ohrenschmerzen: Sie hacken eine Zwiebel klein, füllen die Stückchen in ein Taschentuch, das Sie zu einem Säckchen zusammenbinden, und legen dieses in ruhiger Seitenlage auf das schmerzende Ohr.

Ohrenschmerzen können ebenso wie Zahnschmerzen viele verschiedene Ursachen haben, die zunächst vom Arzt abgeklärt werden müssen.

Zur Selbstbehandlung eignen sich nur leichte Prellungen; bei starken und anhaltenden Schmerzen über mehrere Tage sollten Sie einen Arzt aufsuchen.

EMPFEHLUNGEN FÜR DEN SPEISEPLAN

Chili, Gewürznelken, Ingwer, Knoblauch und Zwiebeln wirken schmerzstillend.

Prellungen und Verstauchungen
Typische Symptome bei Prellungen und Verstauchungen, die meist durch einen harten Schlag entstehen, sind akute oder auch anhaltende Schmerzen sowie Quetschungen und Schwellungen an der verletzten Stelle. Die Bewegungfähigkeit der betroffenen Gliedmaßen ist in der Regel eingeschränkt; nach einigen Tagen zeigt sich ein Bluterguss.

Verstauchungen bessern sich rasch, wenn man eine Tasse weiße Bohnen in einer halben Tasse Milch weich kocht und diesen Bohnenbrei mehrmals hintereinander aufstreicht.

Ingwerumschlag

Bei Blutergüssen sind Umschläge mit Ingwer angezeigt – ein altbewährtes Mittel der chinesischen Medizin: Hacken Sie etwas Ingwerwurzel klein (einen Teelöffel) und erhitzen Sie sie unter heißem Wasserdampf. Die Ingwerstückchen wickeln Sie in eine dünne Schicht Verbandmull, legen dies auf die verletzte Stelle und halten den Ingwer mit einer Wärmflasche warm; eine Stunde einwirken lassen.

Weißkohlauflagen

Für die Auflage waschen Sie zwei bis drei frische Kohlblätter, walzen diese mit einem Nudelholz platt, legen sie auf die betroffene Stelle und befestigen die Blätter mit einer Mullbinde.

Honigverband

Bei Muskelzerrungen und Muskelkrämpfen bewährt sich das Aufstreichen von Honig. Die schmerzende Stelle mit einer Mullbinde abdecken und darüber einen warmen Wollschal wickeln; zwei Stunden angelegt lassen und eventuell wiederholen.

Bei Prellungen, Verstauchungen, Muskelzerrungen und Quetschungen helfen Umschläge mit lindernden Auflagen.

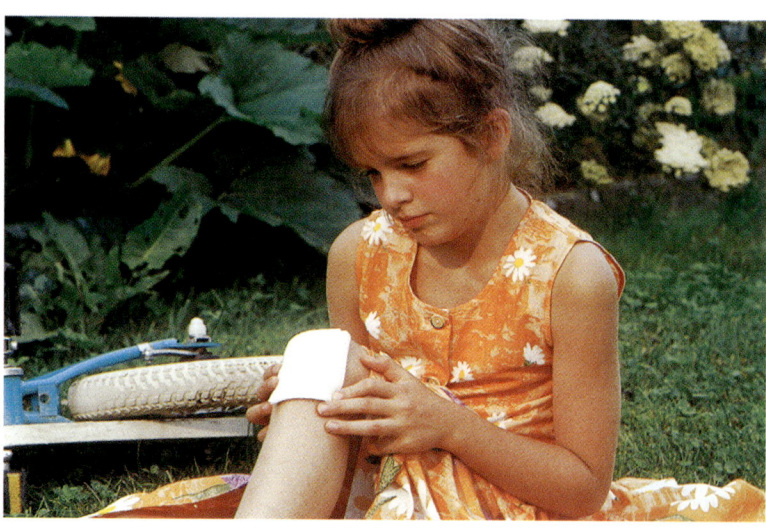

Dillsalbe

Unser Rezept für eine schmerzlindernde Salbe: Mischen Sie zwei Esslöffel gehackten Dill mit einem Esslöffel Olivenöl, lassen dies 24 Stunden stehen, pressen die Mischung durch ein Sieb, und verrühren Sie mit so viel warmem Bienenwachs, bis eine streichfähige Paste entsteht. Die Salbe verteilen Sie auf der verletzten Stelle und binden einen Mullverband darüber.

Gewürzeinreibung

Wohltuend und schmerzstillend: Verrühren Sie fünf gemahlene Mandeln, je einem Teelöffel pulverisierte Nelken, Zimt, Kardamom und Ingwer mit Wasser zu einem Brei, den Sie sanft auf dem Unterbauch verreiben. Lassen Sie die Gewürze so lange einwirken, bis sich ein Wärmegefühl einstellt.

Meerrettich und Gurke

Frisch geriebener Meerrettich und Gurkenscheiben beschleunigen die Stoffwechselvorgänge in dem verletzten Gelenk und begünstigen damit die Heilung. Legen Sie diese Heilmittel möglichst mehrmals täglich auf, bis sich die Beschwerden gebessert haben.

Rheumatische Beschwerden

Unter Rheumatismus versteht man entzündliche, degenerative sowie schmerzhafte Allgemeinerkrankungen, die besonders an den Gelenken auftreten. Charakteristische Symptome sind morgendliche Steifheit der Gelenke, Schmerzen bei Bewegung oder Druck sowie Gelenkschwellungen, schmerzende Knoten an den Gelenken, knorpelige Verformungen der Hände sowie der »Witwenbuckel«, eine Deformation des Rückens. Rheumatische Beschwerden sind meist die Folge einer Überbeanspruchung der Gelenke, falscher Körperhaltung, ungenügender Stoffwechselfunktionen oder vorzeitiger Gelenkalterung.

Zwei bewährte Hilfen gegen Muskelkrämpfe: Massieren Sie die Waden kräftig mit Olivenöl, bis die Beschwerden nachlassen. Ebenso wirksam sind Zwiebelumschläge, für die Sie eine Zwiebel hacken, einen Teelöffel Salz hinzufügen und alles auf die verkrampfte Stelle streichen; mit einer Mullbinde abdecken.

EMPFEHLUNGEN FÜR DEN SPEISEPLAN

✳ Ingwer hemmt die Bildung von Leukotrienen und Prostaglandinen, lindert allgemein Schmerzen

✳ Vegetarische Kost

✳ Ananas, Äpfel, fetthaltiger Fisch, z. B. Lachs oder Thunfisch: wirken entzündungshemmend

✳ Chili, Gewürznelken, Knoblauch, Rosmarin, Senf, Zwiebeln wirken schmerzstillend und entzündungshemmend

✳ Zu vermeiden sind Fleisch und gesättigte tierische Fettsäuren

Bei langanhaltenden Schmerzen an den Gelenken sollten Sie einen Arzt aufsuchen. Berücksichtigen Sie auch immer, dass entzündliche Gelenke nur mit kalten Anwendungen behandelt werden dürfen. Nichtentzündliche Beschwerden können Sie dagegen mit warmen Anwendungen therapieren.

Honigumschlag

Dazu erwärmen Sie ein bis zwei Esslöffel Honig im Wasserbad, tragen ihn vor dem Schlafengehen auf die schmerzende Stelle auf und umwickeln diese mit einem Leinentuch.

Quarkumschlag

Gegen entzündliche Rheumabeschwerden hilft Speisequark: 100 Gramm mit zwei Teelöffel Kochsalz verrühren, auf dem Gelenk verteilen und ein Tuch darüber decken. Das Salz entzieht dem Gelenk Flüssigkeit und bringt dadurch die Schwellung zum Abklingen. Nach 30 bis 40 Minuten mit warmem Wasser abwaschen. Mehrmals täglich anwenden.

Senfpflaster

Bei akuten Rheumabeschwerden hilft ein Senfpflaster. Dazu verrühren Sie drei Teelöffel Senfsamen mit kaltem Wasser zu einem Brei, den Sie messerrückendick auf einen Waschlappen auftragen. Den Brei einige Minuten lang ziehen lassen, damit sich die ätherischen Öle des Senfs voll entfalten. Dann den Waschlappen so lange auf die schmerzende Stelle auflegen, bis es zu brennen beginnt.

Meerrettichpackung

Schmerzende Gelenke können Sie auch mit einer Meerrettich-packung kurieren: Frisch geriebenen Meerrettich auf ein Lei-nentuch geben und das Gelenk für fünf bis zehn Minuten darin einpacken; dann alles abwaschen und die Haut einölen. Ab und an, empfiehlt es sich,einen halben Teelöffel frisch geriebenen Meerrettich mit viel Wasser einzunehmen.

Hilft ebenfalls ausge-zeichnet: Einreibun-gen mit Knoblauchöl. Dazu lassen Sie drei geschälte Knoblauch-zehen in einer kleinen Flasche mit kaltgepresstem Olivenöl einige Wochen lang ziehen. Danach reiben Sie mehrmals täglich die schmerzende Stelle mit dem Knoblauchöl ein.

Schlaflosigkeit

Probleme mit der Nachtruhe haben vielerlei Facetten und Ursachen: Den einen lassen die Ereignisse des Tages trotz großer Müdigkeit nicht zur Ruhe kommen, der andere hin-gegen erwacht nach wenigen Stunden hellwach aus seinen Träumen und kann nicht wieder einschlafen. Die häufigsten Gründe, wenn es mit der wohlverdienten Nachtruhe nicht so recht klappen will, sind ein zu spätes und zu schweres Abend-essen, zu viel Kaffee und Schwarztee, zu wenig Bewegung an der frischen Luft sowie natürlich Stress, Sorgen und Probleme in Privatleben und Beruf.

Zwiebeln in Milch

Tiefen Schlaf garantieren ein bis zwei Zwiebeln, in etwas Milch gekocht und kurz vor dem Schlafengehen gegessen.

EMPFEHLUNGEN FÜR DEN SPEISEPLAN

* Honig beruhigt
* Kohlenhydrate, beson-ders Nudeln und Kartoffeln
* Zwiebeln enthalten einen Stoff, der beruhigend auf das zentrale Nerven-system wirkt
* Anis, Basilikum, Fenchel, Gewürznelken, Ingwer, Knoblauch, Muskat, Petersilie, Salbei: wirken beruhigend
* Frische Buttermilch beruhigt durch Lezithin

Schlaflosigkeit ist ein Problem, das leider nicht nur in Vollmondnächten auftritt.

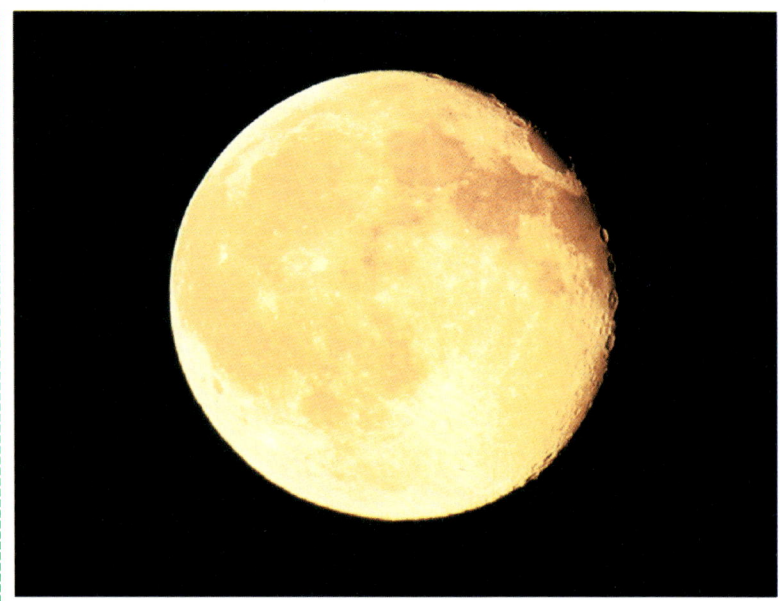

Frisch gepresster oder fertig gekaufter Weißkohlsaft, vor dem Zubettgehen getrunken, hilft ebenfalls über Schlafstörungen hinweg. Wer keine Zeit hat, den Weißkohlsaft selbst herzustellen, kann ihn auch in Apotheken oder Reformhäusern kaufen.

Mandelmilch

Mindestens ebenso gut wie die gute alte Milch mit Honig hilft die Mandelmilch. Dazu 20 Gramm süße Mandeln in einer Kaffeemühle zerreiben, in ein Glas leicht angewärmte Milch geben und schluckweise eine Stunde vor dem Schlafengehen trinken.

Honigbier

Hier kommen zwei Komponenten zusammen, die die Nerven wieder beruhigen: Die Hefe im Bier und der Honig. Sie erwärmen einen Viertelliter helles Bier, lassen es kurz abkühlen und rühren einen Esslöffel Honig unter; unmittelbar vor dem Zubettgehen trinken.

Apfelessig und Honig

Ein weiterer wirksamer Schlaftrunk, für den Sie je zwei Teelöffel Apfelessig und Honig in ein Glas warmes Wasser geben und ihn vor dem Schlafengehen in kleinen Schlucken trinken.

Sodbrennen

Ist unser Verdauungssystem durch überreichliches, hastiges oder fettes Essen überlastet, kann Magensäure in den unteren Teil der Speiseröhre aufsteigen. Das brennende Gefühl, das wir dann verspüren, bezeichnet man treffend als Sodbrennen.

Wacholderbeeren

Gegen die übermäßige Säurebildung hilft das Kauen von 10 bis 15 Wacholderbeeren sowie von einen Teelöffel Fenchel- oder Senfsamen.

Rohe Kartoffel

Schneiden Sie eine Kartoffel in Scheiben und zerkauen diese langsam und gründlich; auch Saft aus rohen Kartoffeln bringt rasche Linderung.

Karottensaft

Trinken Sie einen Viertelliter Karottensaft möglichst schnell nach Auftreten der Beschwerden – die Wirkung dieses schlichten Hausmittels ist verblüffend.

Sonnenallergie und Sonnenbrand

Seitdem Blässe nicht mehr als vornehm gilt, sondern knackiges Braun dem gängigen Schönheitsideal entspricht, sind auch die unangenehmen Begleiterscheinungen des intensiven Sonnengenusses häufiger geworden. Nimmersatte Sonnenanbeter werden schnell mit kleinen roten und juckenden Pustelchen sowie stark geröteten Hautpartien bestraft. In leichten Fällen bleibt es beim lästigen Ausschlag oder Sonnenbrand. Wer sich jedoch deutlich zu lange der Sonne ausgesetzt hat, dem kann die Hitze auch zu Kopfe steigen, ein Sonnenstich mit Übelkeit, Erbrechen und Benommenheit droht. Soweit sollten Sie es auf keinen Fall kommen lassen.

Vorbeugen ist besser als Heilen. Lassen Sie sich Zeit beim Essen, meiden Sie fette Gerichte und verteilen Sie Ihre Mahlzeiten gleichmäßig über den Tag.

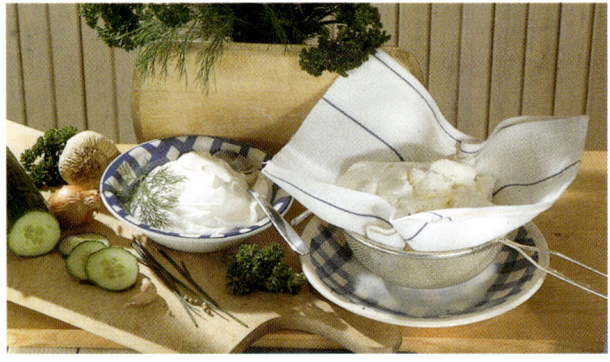

Buttermilch

Eine Sonnenallergie kurieren Sie mit dieser Rezeptur: einen Esslöffel frisch geriebenen Meerrettich in einem Viertelliter Buttermilch verrühren, 30 Minuten ziehen lassen und die betroffenen Hautpartien damit betupfen; nach ein bis zwei Stunden abwaschen.

Die kühlende Wirkung von Quark und Buttermilch tut sonnengestresster Haut gut, nährt und regeneriert sie.

Quark

Eines der besten Mittel gegen Sonnenbrand ist gekühlter Quark, den Sie auf den geröteten Hautpartien verstreichen. Einziehen lassen und mehrmals wiederholen.

Tomate

Gekühlte Tomaten beruhigen die durch die Sonne gereizte Haut und lindern den Schmerz. Schneiden Sie eine Tomate in Scheiben und legen diese auf die betroffenen Stellen; sobald die Tomaten warm geworden sind, erneuern.

Apfelessig

Auch frischer Zitronensaft kühlt die sonnenverbrannte Haut und lindert den Schmerz.

Wenn Sie zuviel Sonne getankt haben, kommt der alte Essigstrumpf zu Ehren: Mischen Sie Apfelessig und kaltes Wasser im Verhältnis eins zu zwei, tränken Sie ein Paar Baumwollsocken damit, wringen sie aus und ziehen sie an, darüber trockene Wollsocken. Nach 15 Minuten erneuern.

Verbrennungen

Bei Verbrennungen ist das betroffene Hautgebiet schmerzhaft gerötet und geschwollen. Oft entwickeln sich Brandblasen, aus denen Gewebsflüssigkeit austritt. Nach einigen Tagen klingen die Beschwerden unter Bildung von Hautschuppen ab.

Honig

Rasche Hilfe bringt Honig, er lindert den Schmerz, verhindert die Blasenbildung und beschleunigt die Heilung: Streichen Sie einen Teelöffel Honig auf die verbrannte Stelle und wiederholen dies mehrfach.

Kartoffelbrei

Rohe Kartoffeln, zu Brei zerrieben und auf die verbrannten Stellen gegeben, lindern fast augenblicklich die Schmerzen und fördern die Regeneration der Hautzellen.

Kalte Milch

Tauchen Sie ein Tuch in kalte Milch, winden Sie es aus, legen Sie es wie eine Kompresse auf die verbrannte Hautstelle und befestigen Sie es mit Leukoplast; nach einer Stunde erneuern.

Karotten

Zwei Karotten fein reiben, auf der verbrannten Hautstelle verteilen und mit einer Mullbinde befestigen; nach 30 Minuten entfernen und wiederholen.

Leinsamenumschlag

Lassen Sie drei Esslöffel Leinsamenkörner für zehn Minuten in einem halben Liter Wasser kochen, seihen dies durch ein Sieb, tränken ein frisch gewaschenes Leinentuch mit dem Leinsamenwasser und legen es auf die verbrannte Hautstelle auf; mehrmals hintereinander erneuern.

Verdauungsbeschwerden

Der berühmte verdorbene Magen, Völlegefühl, Übelkeit, nervöse Beschwerden von Magen und Darm oder Appetitlosigkeit: Was auch immer mit Magen und Darm nicht ganz stimmt – es gibt ein ganz natürliches Mittel dagegen.

Bei Verbrennungen, die bei Erwachsenen mehr als zehn und bei Kindern mehr als fünf Prozent der Körperoberfläche bedecken, müssen Sie umgehend den Arzt aufsuchen. Auch offene Verbrennungen gehören unbedingt in ärztliche Behandlung.

Auch Anistee entspannt den Bauch: Einen Teelöffel Körner, zerstoßen oder in der Kaffeemühle kurz gemahlen, mit einem Viertelliter kochendem Wasser überbrühen, nach zehn Minuten abseihen und trinken.

Preiselbeeren

Preiselbeeren, mit Zucker eingekocht, regulieren die Darmtätigkeit. Bei Verstopfung wirken sie leicht abführend, bei Durchfällen leicht stopfend. Ein paar Teelöffel voll über den Tag verteilt genügen.

Anis-Kümmel-Milch

Besonders Kindern mit Bauchschmerzen hilft diese Rezeptur, und sie schmeckt auch gut: Je einen halben Teelöffel Kümmel und Anis in einen Vierteliter Milch geben, fünf Minuten kochen lassen, abseihen und schluckweise trinken lassen.

Süßholztrunk

Aus dem Nachlass der großen Heilerin Hildegard von Bingen: Kochen Sie zwei Teelöffel pulverisierte Süßholzwurzeln in einem Viertelliter Wasser kurz auf, seihen Sie sie ab, und trinken Sie mehrmals täglich einige Schlucke davon.

Ingwer

Ein Mittel gegen Übelkeit – vor allem bei schwangerschaftsbedingter: bereits morgens im Bett trockenes Brot und Zwieback knabbern. Das beruhigt die Magennerven. Auch tagsüber sollten Sie öfter Zwieback oder Knäckebrot essen und kleine Schlucke

Hilft bei Brechreiz und Übelkeit, Magen-Darm-Infektion, Appetitlosigkeit und Blähungen: Mischen Sie zehn Tropfen frischen Zitronensaft mit zwei Esslöffel reinem Ingwersaft sowie einen Teelöffel Honig, und nehmen Sie diese Mixtur dreimal täglich jeweils vor den Mahlzeiten ein.

EMPFEHLUNGEN FÜR DEN SPEISEPLAN

Bananen, Brokkoli, Feigen, Ingwer, Jogurt, Kartoffeln und Kohlgemüse neutralisieren die Magensäure und schützen die Magenschleimhaut.

Anis, Basilikum, Chili, Dill, Fenchel, Kardamom, Knoblauch, Koriander, Pfefferminz, Rosmarin, schwarzer Pfeffer entblähen und stärken die Verdauung.

Chilischoten

Mexikanische Indianer essen gegen Blähungen und andere Magen-Darm-Probleme eine Handvoll kleingehackter Chilischoten. Als besonders wirkungsvoll gelten in Mexiko die grünen, länglichen Schoten.

Verstopfung

Typische Symptome bei Verstopfung sind Völlegefühl, Blähungen und leichte Übelkeit, Appetitlosigkeit und Bauchschmerzen. Die Gründe dafür, dass der Gang zur Toilette erfolglos bleibt, liegen überwiegend in falschen Ernährungsgewohnheiten: Künstlich verarbeitete und damit wertlose Nahrung aus Konserve oder Schnellimbiss, zu wenig frische Kost und damit ein Mangel an den für die Darmfunktionen so wichtigen Ballaststoffen und zu viele Süßigkeiten. Daneben hat natürlich auch die psychische Verfassung großen Einfluss auf die Verdauungsfunktion, denn Kummer, Zeitknappheit, Arbeitsdruck und Stress drücken nicht nur auf das Gemüt, sondern auch auf den Darm.

Geröstete Haferflocken

Zuverlässig wirksam bei Verstopfung: Überbrühen Sie drei Esslöffel geröstete Haferflocken (selbst gemacht oder aus dem Reformhaus) mit einer Tasse kochendem Wasser, lassen dies über Nacht zugedeckt ziehen und essen die Haferflocken gleich morgens auf nüchternen Magen. Schmackhafter wird das Gericht, wenn Sie etwas Apfel hineinreiben.

Milch mit Apfelwein

Ein alter Tipp aus Böhmen: Mischen Sie sechs Esslöffel Milch, zwei Esslöffel Apfelwein und vier Tropfen Essig, und trinken Sie dieses Gebräu (das zugegebenermaßen nicht besonders gut schmeckt) morgens auf nüchternen Magen.

So mancher schwört darauf: täglich vor dem Frühstück, dem Mittagessen und dem Abendessen einen Teelöffel weißen Senfsamen einnehmen.

Wenn Sie besonders bei Autofahrten und Schiffsreisen unter Übelkeit leiden, sollten Sie ein kleines Stück geschälte Ingwerwurzel parat haben, das Sie langsam zerkauen und dann hinunterschlucken.

Dörrobst ist auf Grund des hohen Ballaststoffanteils ein richtiger Verdauungsaktivierer. Als kleiner Snack zwischendurch ist es bekömmlich und bringt die Verdauung in Gang.

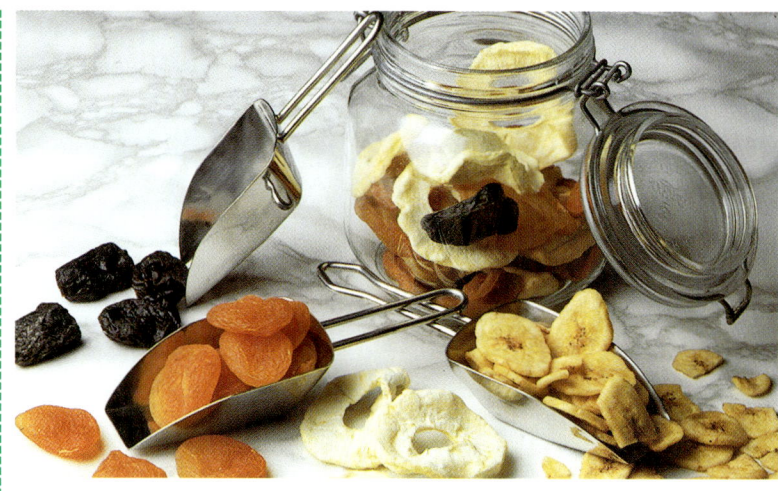

Bei Schmerzen am Darmausgang, kolikartigen Bauchschmerzen, heftigem Erbrechen und Kreislaufbeschwerden kann ein akuter Darmverschluss vorliegen. In diesem Fall müssen Sie umgehend einen Notarzt rufen.

Feigen und Pflaumen

Trockenobst bringt den Darm in Schwung. Lassen Sie einige getrocknete Feigen oder Pflaumen über Nacht in einem Glas kaltem Wasser einweichen. Am nächsten Morgen essen Sie die Früchte und trinken das Einweichwasser auf nüchternen Magen.

Honigwasser

Zuverlässig wirksam ist morgens auf nüchternen Magen ein Glas warmes Wasser, eventuell mit einem Teelöffel Bienenhonig versetzen und zügig trinken.

EMPFEHLUNGEN FÜR DEN SPEISEPLAN

* Grobkörnige Weizenkleie
* Vollkornprodukte
* Datteln, Feigen und Pflaumen
* Ananas, Äpfel, Orangen und anderes Obst
* Grünes Gemüse wie Spinat, ein Glas heißes Wasser auf nüchternen Magen, Karotten, Wurzelgemüse
* Basilikum, Chili, schwarzer Pfeffer, Senf

Milchprodukte

Anregend auf die Darmaktivitäten wirken Sauermilcherzeugnisse wie Jogurt, Kefir oder auch Buttermilch; abends vor dem Schlafengehen ein Glas oder einige Esslöffel zu sich nehmen.

Leinsamen

Leinsamen gilt seit alters her als verdauungsfördernd, allerdings stellt sich der Erfolg erst nach einigen Tagen ein. Geduld ist also gefragt. Essen Sie drei Esslöffel über den Tag verteilt, eingerührt in Jogurt, Milch oder Säften.

Sauerkraut

Sauerkrautsaft (am einfachsten: Saft aus dem Reformhaus) ist ein wahres Heinzelmännchen für den Darm, denn die darin enthaltenen Milchsäurebakterien reinigen ihn: Nehmen Sie täglich morgens und abends drei bis vier Esslöffel ein.

Nicht nur der Saft, auch das Sauerkraut selbst hilft einem zu trägen Darm: »Sauerkraut ist ein richtiger Besen für Magen und Darm, es nimmt die schlechten Säfte und Gase fort.«

Pfarrer Kneipp

Avocados

Den Mexikanern gelten Avocados, als Guacamole zubereitet oder einfach pur gegessen, als zuverlässigstes Mittel gegen einen trägen Darm.

Warzen

Die Familie der Warzen hat zahlreiche Mitglieder, die je nach Erscheinungsbild und Erreger unterschieden werden. Eines ist jedoch allen gemeinsam: Es handelt sich in der Regel immer um gutartige Hautveränderungen, hervorgerufen durch Krankheitserreger, die in öffentlichen Schwimmbädern, Saunen und Hotelzimmern lauern.

Meist sind diese Erreger Viren, die so genannten Papillomaviren (HPV = Human Papilloma Virus). Virusbedingte Warzen kommen hauptsächlich bei Kindern, Jugendlichen und jungen Erwachsenen vor.

Zur Bekämpfung dieser unangenehmen Hautinfektionen haben die Heilkundigen im Laufe der Jahrhunderte eine Unzahl von – zum Teil auch recht bizarren – Methoden ersonnen. Nachfolgend einige Kostproben aus diesem reichhaltigen Sammelsurium.

Knoblauch

In Böhmen rückte man Warzen mit einer frisch gepressten Knoblauchzehe zu Leibe, indem man sie täglich damit einrieb. Diese Behandlung, die einiges an Geduld erfordert, lohnt sich, denn »Knofel« hat in der Tat eine stark antivirale Wirkung, und die Warzen bilden sich bald zurück.

Salz-Essig-Brei

Frisch aufgeschnittene Zwiebelscheiben: Binden Sie die Scheiben mit einer Mullbinde auf den Warzen fest. Diese Zwiebelauflage sollten Sie täglich erneuern, bis sich Erfolg einstellt.

Geben Sie je einen Esslöffel Kochsalz und Apfelessig in ein Fläschchen, und schütteln Sie dieses gut durch. Mit dieser Mixtur betupfen Sie dreimal am Tag die Warzen.

Weizenkeimöl

Zusätzlich können die Warzen mehrmals täglich mit etwas Weizenkeimöl eingerieben werden – danach sollten Sie allerdings nicht gleich wieder Socken anziehen, sondern abwarten, bis das Öl vollständig eingezogen ist. Weizenkeimöl bekämpft nicht nur die Warzen, sondern ist überhaupt gut für die Haut, hält sie geschmeidig und reguliert die Hautfeuchtigkeit.

EMPFEHLUNGEN FÜR DEN SPEISEPLAN

Äpfel, Avocados, alle Beerenarten, Gerste, Ingwer, Jogurt, Knoblauch, Kürbis, Mais, Nüsse, Pflaumen, Pilze, Spargel, Tee, Zitronen und Zwiebeln hemmen die Papillomaviren, die für das Entstehen von Warzen verantwortlich sind.

Wunden

Im Anschluß finden Sie bewährte Heilrezepte zur Behandlung von Wunden und anderen leichten Verletzungen.

EMPFEHLUNGEN FÜR DEN SPEISEPLAN

✳ Apfel, Banane, Dill, Heidelbeere, Honig, Ingwer, Jogurt, Knoblauch, Kohl, Meerrettich, Papaya, Petersilie, Sellerie, Senf, Zucker, Zwiebel: wirken antibakteriell und damit bakterienhemmend

---

Zur Selbstbehandlung eignen sich nur kleine Wunden, die nicht tief gehen und auch nicht zu stark bluten; bei allen anderen Verletzungen immer einen Arzt aufsuchen.

Honig

Schon die alten Griechen wussten um seine umfassende Heilkraft bei Wunden. Reinigen Sie die Wunde zuerst mit warmem Wasser und wickeln dann eine Mullbinde darüber, die Sie fingerdick mit Honig bestrichen haben; einmal täglich erneuern.

Rohe Kartoffeln

Besonders bei schlecht heilenden Wunden rät die Volksheilkunde zur Kartoffelauflage, für die Sie zwei bis drei rohe Kartoffeln zu einem Brei zerdrücken und diesen auflegen.

Frische Zwiebeln

Um mühelos Splitter aus einer Wunde zu entfernen, legen Sie eine frisch geschnittene Zwiebelscheibe auf die Stelle und binden sie mit einer Mullbinde fest. Nach zwei bis drei Stunden können Sie den Splitter problemlos aus der Wunde entfernen.

Weißkohlauflagen

Walzen Sie zwei frische, gewaschene Kohlblätter mit einem Nudelholz platt, bis der Saft austritt, legen sie auf die mit warmem Wasser gereinigte Wunde und befestigen sie mit einer Mullbinde; nach einer halben Stunde erneuern Sie die Auflage.

Zahnbeschwerden

Gegen Zahnfleischentzündungen, Zahnfleischbluten und einfache Infektionen der Mundhöhle haben sich zahlreiche Heilrezepte bewährt. Alle anderen Beschwerden in diesem Bereich gehören jedoch in ärztliche Behandlung.

Spülung

Lösen Sie einen Teelöffel Apfelessig in einem Glas warmem Wasser auf, und spülen Sie damit stündlich den Mund.

Heidelbeersaft

Bei Entzündungen des Zahnfleisches trinken Sie mehrmals täglich einen Schluck Heidelbeersaft, den Sie eine Weile zwischen den Zähnen hin- und herbewegen und dann hinunterschlucken.

EMPFEHLUNGEN FÜR DEN SPEISEPLAN

Apfel, Banane, Dill, Heidelbeere, Honig, Ingwer, Jogurt, Knoblauch, Kohl, Majoran, Meerrettich, Papaya, Salbei, Sellerie, Senf, Zucker und Zwiebel wirken antibakteriell (bakterienhemmend).
Ananas, Fischöl (fetter Fisch), Ingwer und Knoblauch, Zwiebel wirken entzündungshemmend.

Ingwer und Orangen

Gegen Zahnfleischbluten hilft das Kauen von Orangenscheiben sowie von gezuckertem Ingwer.

Honig

Honig ist auch bei Mundentzündungen angezeigt: mehrmals täglich einen Teelöffel einnehmen, im Mund zergehen lassen, langsam hinunterschlucken. Danach den Mund ausspülen.

Gewürzaufguss

Mundspülungen mit Salbei und Nelken lindern Zahnfleischentzündungen: Überbrühen Sie einen Esslöffel Salbeiblätter und zwei Gewürznelken mit einer Tasse siedendem Wasser, lassen Sie dies zehn Minuten ziehen, seihen Sie es ab, und spülen Sie den Mund morgens und abends mit dem Aufguss aus.

Zahnschmerzen

Zahnschmerzen, ob pochend, pulsierend, ziehend oder stechend, sind keine Erkrankung an sich, sondern ein unangenehmes Indiz dafür, dass etwas mit dem Kauapparat nicht in Ordnung ist. In Betracht kommen hier beispielsweise ein eitriger Zahn, eine Wurzelentzündung oder eine Fehlstellung von Kiefer oder Zahn. Die im Anschluss vorgestellten Behandlungen können und sollen den Gang zum Zahnarzt nicht ersetzen. Sie dienen vielmehr dazu, Ihre Schmerzen zu lindern und Ihnen so die Zeit bis zum Zahnarztbesuch zu erleichtern.

Zahnschmerzen gehören in zahnärztliche Behandlung, denn nur er als Fachmann kann die Ursache feststellen und die Behandlung darauf abstimmten.

Knoblauch

Sie schälen eine Knoblauchzehe, zerquetschen diese und reiben mit dem Brei das Zahnfleisch rund um den schmerzenden Zahn gut ein. In besonders schmerzhaften Fällen empfiehlt es sich, die Knoblauchzehe für eine Stunde an dem schmerzenden Zahn liegen zu lassen.

Petersilie, gleichgültig, ob krause oder glatte, hilft mit ihren Bioflavonen unter anderem bei schmerzenden Zähnen.

Petersilie

Wirkt schmerzstillend und krampflösend: Zerquetschen Sie einige frische Petersilienblätter und legen diese im Kieferbereich – dort, wo der schmerzende Zahn sitzt –, auf die Haut auf.

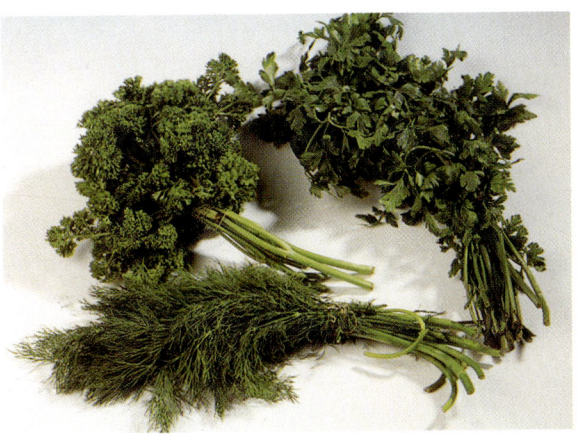

Zitonensaft

Tränken Sie einen Wattebausch mit etwas Zitronensaft und legen diesen auf den schmerzenden Zahn.

> ### EMPFEHLUNGEN FÜR DEN SPEISEPLAN
>
> Chili, Gewürznelken, Ingwer, Knoblauch, Süßholz und Zwiebeln wirken schmerzstillend.

Gewürznelke

Legen Sie eine Gewürznelke an den schmerzenden Zahn und zerbeißen Sie diese nach einigen Minuten.

Leinsamenumschlag

Umschläge sollen ihre wohltuende Wärme und ihre lindernde Kraft langsam und über einen längeren Zeitraum hinweg entfalten können. Wickeln Sie also den Leinsamensack fest mit einem Handtuch zu, damit die schmerzlindernde Wärme so lange wie möglich erhalten bleibt.

Füllen Sie einen kleinen Leinensack zur Hälfte mit Leinsamen und legen ihn für 15 Minuten in kochendes Wasser. Dann trocknen Sie den Sack ab, lassen ihn etwas abkühlen und legen ihn auf die schmerzende Stelle.

Neues aus dem Labor

Nachfolgend finden Sie eine kleine Übersicht über jüngste Forschungsergebnisse hinsichtlich der Wirkung von Nahrung auf bestimmte Erkrankungen. Sie beruhen auf den Ergebnissen weltweiter wissenschaftlicher Studien an Universitäten und Kliniken. Angesichts der hier gebotenen Kürze werden nur die aus diesen Untersuchungen resultierenden Fakten vorgestellt, die Ihnen unter Umständen bei der Zusammenstellung Ihres Speiseplans hilfreich sein können.

Herz-Kreislauf-Erkrankungen

Studienergebnisse belegen, dass die Ernährung einen wesentlichen Einfluss auf die Gesunderhaltung von Herz und Kreislauf besitzt – eine mittlerweile weithin bekannte Tatsache. Neu hingegen ist jedoch die Erkenntnis, dass die richtige Ernährung Herz- und Gefäßleiden sogar stoppen kann, indem sie zur Gesundung der Arterien beiträgt.

Die Fakten

✳ Fetter Fisch, der reich an Fischöl ist, z. B. Lachs und Makrele, reduziert das Risiko für Herzerkrankungen erheblich, denn Fischöl senkt den Blutdruck, erhöht das gute HDL-Cholesterin im Blut, verdünnt das Blut, steigert den Blutfluss und trägt zur Auflösung von Blutgerinnseln bei bzw. verhindert deren Entstehung.

✳ Knoblauch senkt ebenfalls Blutdruck und Cholesterinspiegel, verhindert Ablagerungen an den Gefäßwänden, verdünnt das Blut, verhindert Blutgerinnsel und trägt dazu bei, Schäden an den Arterien wieder rückgängig zu machen.

✳ Ingwer und Zwiebeln haben die gleiche Wirkung wie Knoblauch.

✳ Hochwertiges, kalt gepresstes Olivenöl senkt den Cholesterinspiegel und wehrt Arterienschäden ab.

✳ Nüsse sind unter anderem reich an ungesättigten Fettsäuren, die das Herz schützen, sowie an Antioxidanzien. Sie sind dank dieser Inhaltsstoffe in der Lage, Arterienschäden, die durch zu hohe Cholesterinwerte im Blut verursacht werden können, zu verhüten.

✳ Alle Arten von Obst und Gemüse – roh oder gegart – enthalten viel Beta-Karotin, Vitamin C und andere Antioxidanzien, die das Risiko für Herz-Kreislauf-Erkrankungen senken.

✳ Weitere Empfehlungen: Hülsenfrüchte, Körner und Lebensmittel, die reich an Vitamin C, E und Beta-Karotin sind.

Auch Rotwein schützt die Blutgefäße, allerdings nur, wenn er in Maßen genossen wird. Mehr als ein Glas am Tag sollte es nicht sein.

Erhöhter Cholesterinspiegel

Unsere Nahrung kann dazu beitragen, das schädliche LDL-Cholesterin zu senken und das gute HDL-Cholesterin zu erhöhen. Zudem hat man entdeckt, dass manche Nahrungsmittel Stoffe enthalten, die die körpereigene Cholesterinproduktion reduzieren und verhindern, dass das LDL-Cholesterin seine schädliche Wirkung auf die Arterien entfalten kann.

LDL (low densitiy lipoprotein)-Cholesterin ist deshalb schädlich, weil es das Rohmaterial ist, welches die Arterien verstopft. Das gute HDL-Cholesterin hingegen bindet den »bösen Bruder« LDL an sich und transportiert ihn zur Leber, wo er aufgelöst wird.

Die Fakten

✳ Knoblauch und Zwiebeln – beide erhöhen signifikant den Gehalt an HDL- und reduzieren das LDL-Cholesterin im Blut.

✳ Hochwertiges, kaltgepresstes Olivenöl erhöht den HDL-Spiegel, senkt den LDL-Spiegel und »entschärft« das LDL-Cholesterin zugleich, sodass es weniger schädlich für die Arterien ist.

✳ Fettreicher Fisch wie Lachs, Makrele, Sardinen und Thunfisch erhöhen den HDL-Gehalt und reduzieren das LDL-Cholesterin im Blut

✳ Obst und Gemüse aller Art essen, am besten roh.

✳ Bohnen und Hülsenfrüchte reduzieren den Gehalt an LDL-Cholesterin deutlich.

✳ Weitere Empfehlungen: Äpfel, Avocados, Grapefruits, Haferkleie, Karotten, Sellerie sowie alle Lebensmittel, die reich an Kalzium und Kalium sowie an Vitamin C sind.

Krebs

Die Zusammenhänge zwischen der Nahrung und der Entstehung von Krebs sind ziemlich komplex und noch nicht vollständig erforscht. Doch eines steht heute absolut fest: Eine bewusste und darauf abgestimmte Ernährung kann das Fortschreiten der Tumorerkrankung, das Wachstum und die Ausbreitung der Tumorzellen im Körper, verzögern und behindern. Denn man hat in verschiedenen Nahrungsmitteln mehrere unterschiedliche Substanzen identifiziert, die Krebserkrankungen nicht nur vorbeugen, sondern auch deren Ausbreitung, die Metastasierung, hemmen können. Auch bei der Krebserkrankung spielt die Ernährung eine große Rolle.

Nach Schätzungen des National Cancer Institute in den USA werden 35 Prozent aller Krebserkrankungen in den westlichen Industrieländern durch die Ernährung beeinflusst.

Die Fakten

✳ Knoblauch und Zwiebeln – die scharfen Knollen enthalten Substanzen, die kanzerogene Stoffe wie Nitrosamin und Aflatoxin »entschärfen« können, indem sie diese blockieren.

✳ Roggen: Wie neueste Studienergebnisse belegen, kann Roggenkleie das Wachstum von bösartigen Prostata- und Dickdarmtumoren deutlich hemmen. Diese Wirkung geht auf den Gehalt an Phytoöstrogenen (sekundäre Pflanzenstoffe) sowie auf wasserunlösliche Ballaststoffe zurück. Ballaststoffe bieten einen erwiesenermaßen hohen Schutz vor Krebs (v. a. Brust-, Prostata-, Dickdarmkrebs) sowie vor Herz-Kreislauf-Krankheiten.

✳ Fischöl (vor allem in fettem Fisch wie Lachs und Makrele): Die im Fischöl reichlich vorkommenden Omega-3-Fettsäuren reduzieren deutlich das Risiko von Metastasen, indem sie dazu beitragen, wandernde Tumorzellen an einer neuen Fixierung im Körper zu hindern.

✳ Studien zum Thema Olivenöl ergaben, dass der regelmäßige Verzehr das Brustkrebsrisiko bei Frauen um 25 Prozent senken kann.

✳ Zitrusfrüchte enthalten verschiedene Stoffe, u. a. Beta-Karotin, Kumarine und Flavonoide, die starke krebserregende Stoffe (Kanzerogene) neutralisieren können.

✳ Grünes Gemüse wie Brokkoli, grüner Kopfsalat, Kohl, Mangold, Spinat: Je grüner das Gemüse, desto höher der Gehalt an krebsverhütenden Stoffen wie Beta-Karotin, Lutein oder Vitamin C, die allesamt hervorragende Antioxidanzien sind.

✳ Gelbes und rotes Gemüse: Auch Karotten, Paprika, Tomaten und alle anderen gelben Gemüse wie Kürbis sind reich an Stoffen, die vor Krebs schützen.

✳ Sojabohnenprodukte, z. B. Tofu, enthalten Phytosterine und Saponine, die eine starke krebsverhütende Wirkung besitzen sowie das Genistein, einen sekundären Pflanzenstoff, der Tumoren am Wachstum und an der Verbreitung im Körper (Metastasierung) hindern kann.

✳ Grüner und schwarzer Tee: Besonders grüner Tee besitzt einen hohen Gehalt an Katechinen, Antikrebssubstanzen, deren schützende Wirkung erst jüngst entdeckt wurde.

Zahlreiche Untersuchungen haben gezeigt, dass der regelmäßige und reichliche Verzehr von Ballaststoffen das Krebsrisiko deutlich herabsetzen kann. Dabei wirken insbesondere die Vitamine, vor allem Vitamin A, Beta-Karotin, Vitamin C und Vitamin E, krebsvorbeugend.

In den asiatischen Kulturen weiß man es schon lange: Tee, vor allem grüner Tee, hat heilbringende und krebsvorbeugende Wirkung.

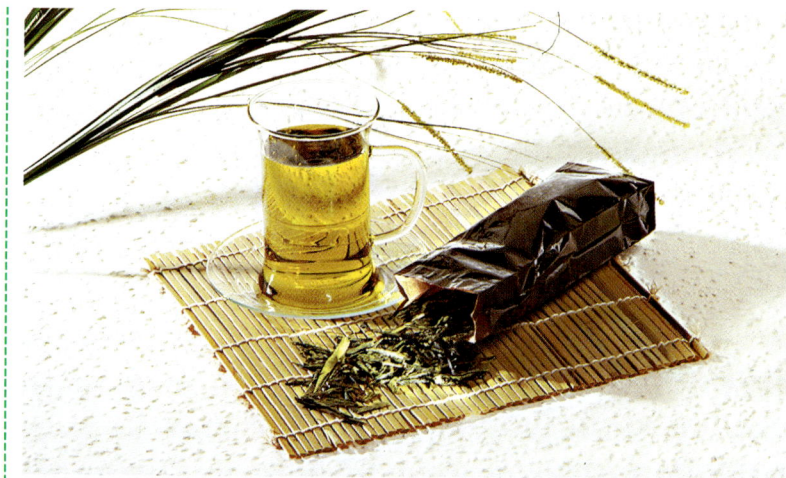

Antioxidantien verhindern deshalb die Entstehung Freier Radikale. Dieser Vorgang spielt, wie wissenschaftliche Forschungen immer klarer beweisen, eine immense Rolle bei der Verhütung von Krankheiten. Denn damit können unsere Zellen vor dem Einfluss schädlicher Sauerstoffradikale bewahrt werden.

✳ Weitere Empfehlungen: Süßholz kann schnellwachsende Krebszellen unterdrücken und Zellen im Vorkrebsstadium veranlassen, zu normalem Wachstum zurückzukehren.

✳ Lebende Bakterienkulturen in Jogurt steigern die Immunaktivität und können so das Wachsen eines Tumors verzögern.

✳ Tierisches Fett, das zu stark erhitzt wird, also beim Grillen ins offene Feuer oder auf die Glut tropft oder beim Braten verbrennt, wirkt krebsfördernd und sollte nicht eingeamtet werden. Verbrannte Stellen am Fleisch sollten Sie wegschneiden.

Immunschwäche

Eine der wichtigsten Voraussetzungen für unsere Gesundheit besteht darin, wie gut unser Immunsystem die Abwehrreaktionen steuern kann, um Eindringlinge wie Viren und Bakterien zu vernichten. Wie wissenschaftliche Studien zeigen, gibt es eine ganze Reihe von Inhaltsstoffen in Nahrungsmitteln, die die Aktivität der weißen Blutkörperchen erhöhen, dadurch das Immunsystem effektiv stärken und so wirksam vor viralen oder bakteriellen Infektionen sowie vor bösartigen Tumorerkrankungen schützen können.

Die Fakten

✳ Jogurt: Er verstärkt die Aktivität der körpereigenen Killerzellen, die Viren und Tumorzellen angreifen (Killerzellen spüren schädliche Substanzen im Körper auf und vernichten diese). Zudem erhöht Jogurt die Menge an Interferon im Körper, einem wichtigen abwehrstärkenden Stoff, und beschleunigt die Bildung von Antikörpern.

✳ Shiitake-Pilze: Japanische Forscher haben nachgewiesen, dass dieser Pilz die Aktivitäten des Immunsystems wesentlich erhöhen kann (vor allem zur Bekämpfung von Krebszellen) und im Reagenzglasversuch wirksamer gegen das HIV-Virus ist als bestimmte Medikamente gegen AIDS.

✳ Knoblauch: Er erhöht die »Schlagkraft« des Abwehrsystems und schützt aufgrund seiner starken antibakteriellen Wirkung vor Infektionen durch ein geschwächtes Immunsystem; besonders bedeutsam ist dies für Patienten mit Immunschwächekrankheiten.

✳ Obst und Gemüse in rauhen Mengen: Pflanzliche Nahrung enthält unter anderem reichlich Beta-Karotin, Glutathion, Vitamin C und andere stark wirksame antivirale und antioxidative Stoffe, die allesamt das Immunsystem stärken.

✳ Weitere Empfehlungen: Meeresfrüchte, Schalentiere (v. a. Austern, da sie reich an Zink sind).

Knoblauch wurde in den zwanziger und dreißiger Jahren in großem Umfang zur Behandlung von Tuberkulose und Pilzinfektionen der Lunge eingesetzt.

Die Quintessenz

Zusammenfassend lässt sich sagen, dass auf dem Gebiet der Nahrungsmittelforschung die Wissenschaft noch ein weites Feld vor sich hat und wohl noch die eine oder andere sensationelle Entdeckung machen wird. Im Großen und Ganzen wird sie dabei wissenschaftlich erklären können, was Naturgelehrte schon vor Jahrhunderten in Erfahrung gebracht haben, nämlich die segensreiche Wirkung einzelner Nahrungsmittel bei bestimmten Beschwerden.

Nahrung für Haut und Haare

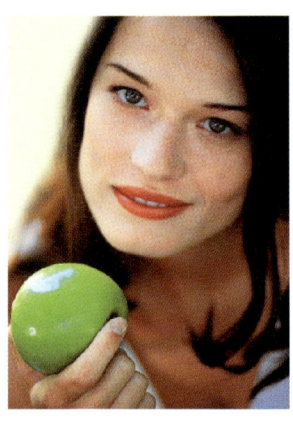

Wer will sie nicht, die makellose, glatte Haut, den frischen Teint. Mit der richtigen Ernährung tragen Sie dazu bei.

»Du sollst Deiner Haut nichts anderes zur Nahrung geben als das, was Du auch mit dem Mund zu Dir nehmen würdest.«
Hippokrates

Man sagt, wahre Schönheit kommt von innen – doch geht es dabei um die Schönheit der Seele und des Geistes oder lediglich um die Erhaltung eines gepflegten Äußeren durch geeignete Ernährung? Schönheit, die von innen kommt und die Erscheinung eines Menschen prägt, bedarf eines harmonischen Zusammenspiels beider Komponenten, der ideellen und der materiellen. Das bedeutet Pflege der Seele, verbunden mit einer gesunden Lebensweise: Vernünftige Ernährung, ausreichender Schlaf, Erholung und Aktivität im ausgewogenen Wechsel sowie genügend Bewegung an der frischen Luft.

Dieses Kapitel will Ihnen zeigen, wie Sie Haut und Haare mit Nahrungsmitteln von Apfel bis Zitrone gesund und schön pflegen können.

Nahrungs- und Pflegemittel in einem

Nahrung ist Heil- und Pflegemittel zugleich. Denn neben Gesundheit und Wohlbefinden wird auch das äußere Erscheinungsbild unmittelbar von dem beeinflusst, was wir unserem Körper zuführen. Schöne Haut, glänzendes und volles Haar, feste und glatte Fingernägel, strahlende Zähne und gesundes Zahnfleisch sind das Resultat einer bewussten, vitamin- und mineralstoffreichen Ernährung. Doch auch äußerlich angewendet leisten Apfel, Kartoffel, Pfirsich, Zitrone & Co. bei der Erhaltung der Schönheit von Haut und Haaren sichtbar gute Dienste.

Statt auf den Teller auf die Haut

In früheren Zeiten war der Gebrauch von Schönheitsmitteln aus der Küche eine Selbstverständlichkeit. Eines der bekanntesten Beispiele für die Wirkung von Schönmachern aus Küche und Garten war Kaiserin Elisabeth von Österreich. Sissi erhielt sich ihre legendäre Schönheit so, wie sie es als Naturkind von klein auf gewohnt war: Auf einfache und ausschließlich natürliche Weise, durch ausgedehnte Ausritte und Wanderungen in der freien Natur, tägliche Körperertüchtigung sowie durch regelmäßige Anwendung von Schönheitsmitteln aus Küche und Garten. So legte sich die schöne Regentin, je nach Saison, aufgeschnittene frische Erdbeeren oder Tomaten auf die Wangen, verteilte Pasten aus Topfen (bayerisch-österreichisch für Quark) und Rahm auf Gesicht und Hals und verwöhnte ihr üppiges Haar mit Eigelb und Honig.

Ob zur Reinigung des Gesichts, als Basis für nährende Cremes und Masken, als Zusatz für entspannende Bäder oder zur Spülung der Haare: Nahrungsmittel können auf die Schnelle zu Schönheitsmitteln werden.

Von Apfel bis Zitrone – Bewährtes für die Haut

Was die Wertschätzung natürlicher Heil- und auch Pflegemittel aus Küche und Garten betrifft, sind wir heute wieder dort angelangt, wo unsere Vorfahren standen. Im Gegensatz zu früher ist heute jedoch die wertvolle pflegende Wirkung vieler Nahrungsmittel auch wissenschaftlich bestätigt. Die essbaren Schönheitsmittel stecken voller wertvoller Inhaltsstoffe, die unser Äußeres positiv beeinflussen können. Zahlreiche Nahrungsmittel sollten daher nicht nur auf den Teller, sondern auch auf die Haut kommen.

Äpfel

Schönheitsbeflissene haben den Apfel schon vor Jahrhunderten entdeckt – mit Recht, wie die Wissenschaft heute bestätigt. Der für die Schönheit wesentliche Inhaltsstoff des Apfels ist das Pektin, ein Quell- und Ballaststoff, der sich vor allem unter der

Um Haut und Augen strahlend und gesund zu erhalten, trinken Sie morgens einen Esslöffel Apfelessig mit einem Esslöffel Honig in einem Glas Wasser verrührt. Das wirkt zudem Abgespanntheit und Verdauungsproblemen entgegen und lässt überflüssige Pfunde schmelzen.

Schale befindet. Dieser Stoff erhöht die Fähigkeit der Haut, Feuchtigkeit aufzunehmen und zu binden – besonders gut macht sich dies bei trockener und zu Faltenbildung neigender Haut bemerkbar. Apfelschalen sollten also nicht sofort in den Müll oder die Komposttonne wandern, sondern erst der Schönheit dienen, indem Sie mit deren Innenseiten Ihre Gesichtshaut sanft abreiben und dann mit klarem Wasser nachspülen.

Apfelessig

Ob in Salaten, vermischt mit Wasser getrunken oder Masken und Gesichtswässern beigegeben – Apfelessig macht schön. Denn die vielen wertvollen Inhaltsstoffe des Apfels bleiben im Essig voll erhalten – allen voran Kieselsäure, Kalzium und Kalium. Diese Stoffe intensivieren den Stoffwechsel und entschlacken so den Körper, stärken die Gesundheit von Haaren und Nägeln, klären die Haut und machen sie weich.

Avocados

Aufgrund ihres hohen Gehalts an wertvollen ungesättigten Fettsäuren ist die »Butter der Tropen« und das aus ihrem Fruchtfleisch gewonnene Öl ein hervorragendes Pflegemittel für trockene, empfindliche und gereizte Haut.

Bananen

Bananen haben einen hohen Gehalt an Vitamin A, einem wichtigen Hautvitamin. Sie versorgen die Haut mit Feuchtigkeit und machen sie dadurch straff und elastisch.

Erdbeeren

Vitamin C, viele Mineralstoffe, Fruchtsäuren, ätherische Öle und Fruchtzucker machen die kleinen, süßen Früchte des Sommers zu einer Wohltat für die Haut. Erdbeeren, das wussten schon Berühmtheiten wie Kaiserin Elisabeth von Österreich

Schnell hergestellt und wirksam gegen die Spuren einer durchfeierten Nacht oder zur Erfrischung nach einem langen Arbeitstag: Raspeln Sie eine halbe geschälte Salatgurke, rühren Sie einen Esslöffel Honig dazu und verteilen Sie das Ganze auf Gesicht, Hals und Dekolleté. Mit einem Mulltuch abdecken, 20 Minuten einziehen lassen und dann abwischen.

oder die Schauspielerin Marlene Dietrich, nähren und beruhigen empfindliche und gereizte Haut, wirken aber auch klärend bei unreiner Haut und Akne sowie lindernd bei Hautentzündungen.

Gurken

Wohl eines der bekanntesten essbaren Schönheitsmittel: Die glättende, reinigende und straffende Wirkung von Gurken beruht unter anderem auf ihrem hohen Gehalt an Vitamin A und C. Die neben dem Verzehr einfachste Art, seiner Haut Gutes zu tun, ist, sich einige Minuten lang frisch aufgeschnittene Gurkenscheiben auf das Gesicht zu legen.

Karotten

Wer täglich ein Glas Karottensaft trinkt, bekommt einen schönen und leicht gebräunten Teint, feste, schöne Nägel und Haare sowie eine glatte und weiche Haut. Denn Karotten besitzen umfassende hautpflegende Eigenschaften und sorgen durch ihren hohen Anteil an Vitamin A für die Belebung der natürlichen Hautfunktionen.

Kartoffeln

Vielseitig sind die pflegenden Anwendungsmöglichkeiten von Kartoffeln. Die Erdäpfel sind reich an hautpflegenden Wirkstoffen wie beispielsweise Vitamin A und C, Apfel- und Milchsäure sowie Kalzium und Kalium. Auch von innen dienen Kartoffeln der Schönheitspflege, denn sie entschlacken, entwässern und helfen, überflüssige Pfunde loszuwerden.

Ein altes mexikanisches Schönheitsrezept empfiehlt das tägliche Einreiben des Gesichts mit einer reifen, zerdrückten Banane.

Ein Klassiker unter den Gesichtsmasken ist die Gurkenmaske.

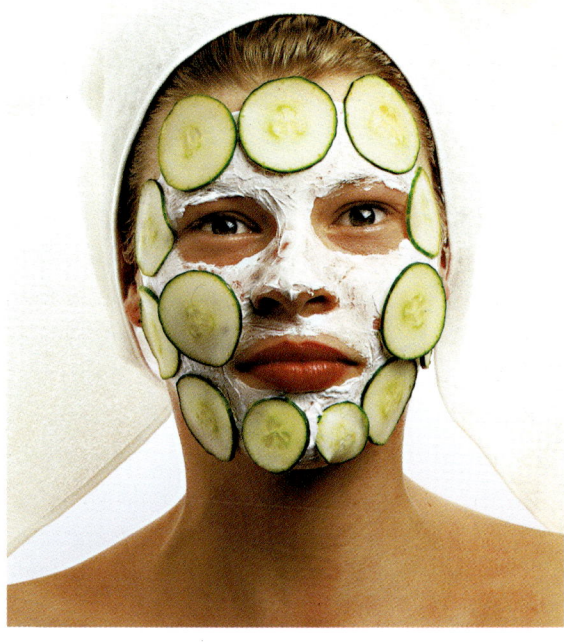

Sauerkraut

Nicht nur der regelmäßige Verzehr von Sauerkraut ist außerordentlich gesund, auch die Schönheit profitiert von der Anwendung des Sauerkrauts, denn es ist sehr mineralstoffhaltig, reich an Vitamin A, den B-Vitaminen sowie an Vitamin C. Die enthaltene Säure regeneriert den Säureschutzmantel der Haut und zieht erweiterte Hautporen zusammen. Durch seinen natürlichen Schwefelgehalt wirkt Sauerkraut zudem einer verstärkten Talgproduktion entgegen und desinfiziert entzündete Hautstellen – die ideale natürliche Pflege bei fetter und unreiner Haut sowie bei Akne.

Eine ausgewogene Vitaminzufuhr ist nicht nur für das allgemeine Wohlbefinden wichtig, sondern auch für die Beschaffenheit der Haut – und damit für Ihre Schönheit.

Zitronen

Aus den gelben Vitaminbomben läßt sich viel Wertvolles für die Schönheit pressen. Das Immunstimulans Vitamin C regt nicht nur die Abwehrkräfte, sondern auch den Zellstoffwechsel der Haut an und hält diese elastisch und zart. Die Zitronensäure zieht erweiterte Hautporen zusammen und klärt fette und unreine Haut. Altbekannt ist folgender Tipp: Ein Schuss frisch gepresster Zitronensaft ins letzte Spülwasser gegeben, macht die Haare glänzend und fest.

Vitamine und Mineralstoffe für die Schönheit

Es gibt richtige Schönheitsvitamine, die nicht nur von innen, sondern auch von außen wirken. Dennoch gilt auch hier: Schönheit kommt hauptsächlich von innen, denn die Haut wird in erster Linie über das Blut versorgt. Es bringt also nichts, reichhaltige Pflegemittel aufzutragen, wenn nicht zugleich der Vitamin- und Mineralstoffhaushalt des Körpers stimmt. In dem folgenden Kasten finden Sie die wichtigsten Vitalstoffe für Haut und Haare; in welchen Nahrungsmitteln sie besonders reich vertreten sind, lesen Sie ab Seite 114.

VITAMINE UND MINERALSTOFFE

Vitamin A	Macht die Haut zart und widerstandsfähiger, wirkt Verhornung entgegen, regt die Teilung der Hautzellen an, glättet Fältchen, gibt Nägeln und Haaren Festigkeit
Vitamin C	Klärt und strafft die Haut, festigt Bindegewebe, Nägel und Zahnfleisch, wirkt roten Äderchen entgegen
Vitamin D	Fördert den Hautstoffwechsel und das Haarwachstum, wirkt Hautentzündungen entgegen
Vitamin E	Hilft der Haut, Feuchtigkeit zu speichern, kräftigt das Hautgewebe, verbessert ihre Durchblutung und ihre Sauerstoffversorgung, fördert die Regeneration der Hautzellen und schützt sie vor Freien Radikalen, steigert den Eiweißstoffwechsel
Vitamin B1	Sorgt für gesundes Haar und festigt die Nägel, fördert die Erneuerung der Hautzellen
Vitamin B2	Regt die Hautatmung an, reguliert die Tätigkeit der Talgdrüsen und unterstützt die Regeneration der Hautzellen
Vitamin B5	Bindet Feuchtigkeit und macht die Haut geschmeidig, lindert Reizungen und Rötungen, fördert das Haarwachstum, gibt dem Haar Glanz und Elastizität
Eisen	Transportiert Sauerstoff ins Blut und zu den Hautzellen, hält die Hautfunktionen aufrecht und sorgt für gute Durchblutung
Kalzium	Kräftigt die Haut, fördert Hautdurchblutung und Haarwachstum
Magnesium	Kräftigt das Hautgewebe und hält es elastisch, stärkt die Haare

Die beiden Mineralstoffe Zink und Silizium halten Haare und Nägel gesund und kräftig bzw. stärken die Abwehrfunktion der Haut und festigen das Bindegewebe.

Tipps und Rezepte rund um die Haut

Zur eigenen Herstellung von Kosmetikprodukten auf Naturbasis gibt es umfassende Literatur. Die vielen Vorzüge der Naturkosmetik, aber auch deren Risiken (siehe Seite 90) sollen hier deshalb nicht noch einmal aufgezeigt werden. Im Anschluss erhalten Sie aber einige generelle Empfehlungen zur Zubereitung hauseigener Schönheitsmittel.

✳ Alle verwendeten Zutaten erhalten Sie, wenn nicht anders vermerkt, in Apotheken, Reformhäusern, Drogerien, Kräuterfachgeschäften und natürlich im Lebensmittelhandel.

✳ Auch bei den Zubereitungen zur Schönheitspflege gilt: Verwenden Sie ausschließlich hochwertige und naturbelassene Nahrungsmittel.

✳ Bewahren Sie die fertigen Produkte generell im Kühlschrank auf; auf diese Weise sind sie drei Tage bis zu einer Woche haltbar. Dennoch gilt als Grundregel bei Kosmetik aus Naturprodukten: möglichst schnell verbrauchen.

An »technischer Ausrüstung« sollten Sie grundsätzlich griffbereit haben: Kochtüpfe, Porzellanschüsseln, Sieb, Thermometer, Messbecher, Briefwaage, Handrührgerät oder Schneebesen, Tee- und Esslöffel aus Edelstahl oder Cromargan sowie verschließbare Döschen und Fläschchen aus Porzellan oder Glas.

Welchen Hauttyp haben Sie?

Ihre Schönheitspflege sollten Sie auf Ihren Hauttyp abstimmen. Denn je nachdem, ob Ihre Haut trocken oder fett ist, zu Unreinheiten neigt oder aber empfindlich auf äußere Reize reagiert, benötigt sie unterschiedliche Pflegeprodukte. Eine exakte Zuordnung zu einem bestimmten Hauttyp ist jedoch nur selten möglich. Deshalb dient der folgende kleine Test nur zur Orientierung und soll Ihnen einen gewissen Anhaltspunkt bei der Auswahl Ihrer Rezepturen zur Gesichtspflege geben. Alles, was Sie dazu benötigen, sind ein frisches Handtuch, ein Papiertuch und etwa zwei Stunden Zeit:

✳ Reinigen Sie zunächst Ihr Gesicht mit warmem Wasser und trocknen Sie es mit dem Handtuch ab.

✳ Anschließend lassen Sie Ihre Gesichtshaut über zwei Stunden unbehandelt, tragen also keine Cremes und kein Make-up auf. Während dieser Zeit bleiben Sie am besten zu Hause, damit der Test nicht durch Umwelteinflüsse wie Ruß, Staub oder Zugluft verfälscht wird.

✳ Nach den zwei Stunden legen Sie das Papiertuch für eine Minute auf Ihr Gesicht, und zwar so, dass dieses vollkommen bedeckt ist. Jetzt geht es an die Auswertung: Aus der Lokalisation und Intensität der Fettabdrücke Ihrer Haut, die auf dem Papiertuch zu sehen sind, lässt sich auf ihren Hauttyp schließen.

TESTAUSWERTUNG

Fette Haut: deutliche Abdrücke von allen Gesichtspartien
Mischhaut: die Abdrücke von Kinn, Stirn und Nase sind deutlicher als jene von den Wangen
Normale Haut: leichte Abdrücke von Stirn und Nase
Trockene Haut: keine Abdrücke
Empfindliche Haut: Rötungen, Hautschüppchen und andere Irritationen sind zu erkennen

Für alle Hauttypen geeignet ist die Jogurt-Honig-Lotion, bei der Sie drei Esslöffel Honig im warmen (max. 50 °C) Wasserbad verflüssigen und mit 150 Gramm Jogurt mischen. Etwa sechs Stunden ziehen lassen und in ein Gläschen füllen. Im Kühlschrank hält sich die Lotion zwei Tage.

Die verschiedenen Hauttypen

Normale Haut
Eidotter, Honig, Hafermehl, Gurkensaft, Erdbeeren, Bananen, saure Sahne und Quark sind die bewährtesten Zutaten, um die normale Haut zu beleben und zu pflegen.

Trockene Haut
Ideale Pflegemittel für die trockene Haut sind frische Milch und süße Sahne, Buttermilch, Mandel-, Oliven-, Avocado- und Weizenkeimöl. Für Packungen und Masken empfehlen sich darüber hinaus Pfirsiche, Avocados, hartgekochte Eidotter, gekochte und zerdrückte Kartoffeln, Milch, Zitronensaft und

Karottenöl. Für die Pflege von innen sind außerdem Karotten-saft, Weizenkeimöl sowie reichlich frisches Gemüse und grüne Salate geeignet.

Fette Haut

Zur Pflege fetter Haut, besonders für Masken und Packungen, empfehlen sich vor allem Kamillen-, Thymian-, Salbei-, Pfeffer-minz- und Fencheltee, Jogurt, Zitronensaft, geschlagener Eischnee, Weizenkleie, Apfelessig, Gurken-, Tomaten- und Karottensaft sowie Heilerde und Gerstenmehl.

Mischhaut

Für Mischhaut gut geeignet sind Kamillentee, Milch, süße Sahne sowie alle pflanzlichen Öle, besonders Mandel-, Weizen-keim- und Olivenöl.

Reifere Haut

Mandel-, Weizenkeim- und Avocadoöl sind geeignete Pflege-mittel für die ältere Haut, ebenso Kräuterzusätze aus Kamille und Salbei.

Vor allem bei zu Un-reinheiten neigender Haut ist eine gesun-de Ernährung wich-tig: Alles Fette und Süße ist Ihrem Haut-bild gar nicht zuträg-lich; scharfe Ge-würze übrigens ebensowenig. Auch ein Mangel an Mineralien und Spu-renelementen be-günstigt die Entste-hung von Pickeln, Mitessern & Co.

ALLERGISCH – EIN KURZER TEST GENÜGT

Bei Schönheitszubereitun-gen auf der Grundlage von Nahrungsmitteln kann es zu Unverträglichkeitsreak-tionen kommen, denn auf die Enzyme oder Fruchtsäu-ren, etwa von Erdbeeren, Kiwis oder Papayas, reagiert so mancher allergisch. Tragen Sie deshalb die fertige Zubereitung, bevor Sie sie regelmäßig anwen-den, in der Armbeuge auf, und lassen Sie sie über Nacht einwirken. Wenn Sie am Morgen keine Rötungen, Juckreiz oder andere Irrita-tionen auf der Haut festellen, können Sie diese Rezeptur unbesorgt verwenden.

Empfindliche Haut

Masken und Packungen für empfindliche Haut sollten Hafermehl, Kamillentee oder Leinsamenschleim beeinhalten.

Reinigung der Haut

Der erste Schritt auf dem Weg zu einer gesunden und damit schönen Haut ist deren regelmäßige Reinigung. Dabei sollten die Produkte zur Reinigung der Haut diese gründlich von Schmutzpartikeln und Kosmetikresten befreien und zugleich schonend und mild sein – diesem Anspruch werden die folgenden Rezepte vollauf gerecht. Denn außer für eine sanfte Säuberung zu sorgen, führen sie der Haut wertvolle Wirkstoffe zu.

Zum Auftragen der genannten Zubereitungen eignen sich am besten Wattepads oder -bäusche; nach der Reinigung spülen Sie Ihr Gesicht mit warmem Wasser nach.

Für alle Hauttypen

Eiermilch – reinigt schonend, beruhigt und nährt

Sie erwärmen das Wasser und lösen darin unter ständigem Rühren den Honig auf. Etwas abkühlen lassen und dann nacheinander die Milch, das Eigelb und das Kamillenkonzentrat zugeben. Alles gut miteinander verrühren, in eine Flasche füllen und im Kühlschrank aufbewahren.

◆ZUTATEN◆
1 Tasse Leitungswasser
1 EL Honig
120 ml Vollmilch
1 Eigelb
40 Tropfen Kamillenkonzentrat

Molke-Avocado-Milch

Verrühren Sie die Molke mit dem Hafermehl zu einem glatten Brei, geben Sie das Avocadoöl und zum Schluss die Mandelkleie dazu. Alles gut verrühren und in ein Fläschchen füllen.

◆ZUTATEN◆
250 ml Molke
60 g Hafermehl
20 g Mandelkleie
20 ml Avocadoöl

Molke wirkt desinfizierend und hautklärend und erobert sich – nicht nur aus diesen Gründen – mehr und mehr einen festen Platz in der Naturkosmetik. Im Verbund mit den vorzüglichen Pflegeeigenschaften des Avocadoöls ergibt sich eine gründlich säubernde und dabei sanft pflegende Reinigungsmilch für jeden Hauttyp.

Für normale Haut

Reinigungsmaske mit Kichererbsenmehl

◆ZUTATEN◆
1 EL Milch
2 EL Kichererbsenmehl
Leitungswasser

Mischen Sie die Milch mit dem Kichererbsenmehl, und geben Sie so viel Wasser dazu, bis ein dickflüssiger Brei entsteht; diesen tragen Sie auf Gesicht, Hals und Dekolleté auf. Lassen Sie die Maske etwa zehn Minuten einwirken und waschen Sie sie dann mit warmem Wasser sorgfältig ab.

Eine gute Alternative zur Reinigung des Gesichts mit Ölen und Lotionen ist diese Maske, die die Haut gründlich, aber sanft von allen Spuren des Tages reinigt.

Olivenöl ist ideal zum Entfernen von Augen-Make-up: Tränken Sie einen Watte-bausch damit und be-tupfen damit vorsichtig die Augenpartien; anschließend mit warmem Wasser nachspülen.

Buttermilch

Buttermilch löst den Schmutz von der Haut und pflegt sie zugleich intensiv. Tragen Sie etwas frische Buttermilch auf Gesicht, Hals und Dekolleté auf, emulgieren Sie sie mit kreisenden Bewegungen der Fingerkuppen, und spülen Sie dann mit reichlich warmem Wasser nach.

Für fette Haut

Eigelbreinigungsmaske

◆ZUTATEN◆
1 Eigelb
1 TL Mandelöl
einige Tropfen
Zitronensaft

Diese Maske ist besonders gut für fette Haut geeignet, denn sie klärt die Haut und führt ihr zugleich kostbare Pflegestoffe zu. Verrühren Sie das Eigelb mit dem Mandelöl und dem Zitronensaft zu einer geschmeidigen Paste und bestreichen Sie damit Gesicht und Hals. Lassen Sie die Maske zehn Minuten lang einwirken.

Gurkenreinigungsöl

◆ZUTATEN◆
½ Gurke
4 EL süßes Mandelöl
1 EL frisch gepresster
Zitronensaft
2 EL 50%er Alkohol

Schälen und reiben Sie die Gurke, geben die anderen Zutaten zu dem Gurkenmus und verrühren alles miteinander. In ein Fläschchen füllen, kühl aufbewahren und täglich morgens und abends das Gesicht mit dem Gurkenöl reinigen.

Für trockene Haut

Avocadomilch

Lösen Sie das Milchpulver im angewärmten Rosenwasser auf, geben das Avocadoöl hinzu, rühren alles gut durch und füllen die Avocado-Milch in ein dunkles Glasfläschchen.

Eine hervorragende Reinigungsmilch für trockene und schuppige Haut, die ihr Feuchtigkeit verleiht und rückfettend wirkt.

◆ZUTATEN◆

1 TL Milchpulver
180 ml Rosenwasser
40 ml Avocadoöl

Mit überall erhältlichen Zutaten lässt sich ein reichhaltiges Sortiment an natürlichen Schönheitspflegern selbst herstellen.

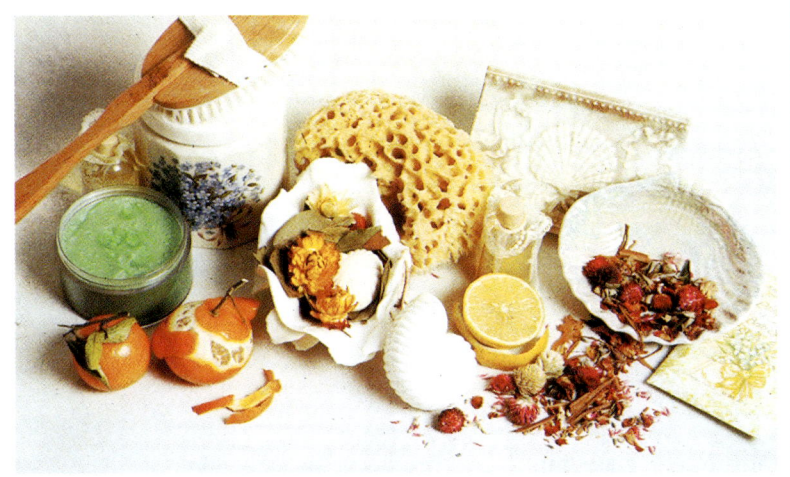

Nofretetes Mandelpaste

Verrühren Sie das Mandelöl mit dem Lanolin, dem Hafermehl sowie den geriebenen Orangenschalen, und tragen Sie diese Paste auf die zuvor angefeuchtete Haut auf. Verreiben Sie mit kreisenden Bewegungen sanft die Paste und spülen Sie anschließend mit warmem Wasser ab.

Diesem Rezept soll die ägyptische Königin Nofretete unter anderem ihre legendäre Schönheit verdankt haben – es stammt aus einem altägyptischem Papyrus mit Empfehlungen zur Hautpflege.

◆ZUTATEN◆

50 ml Mandelöl
20 g Lanolin
20 g Hafermehl
1 TL geriebene
Orangenschalen

Für empfindliche Haut

Petersilienlotion

Übergießen Sie die Petersilie in einer Glasflasche mit dem Olivenöl und lassen Sie sie eine Woche ziehen. Dann gießen Sie die Petersilie durch ein Sieb ab. Lanolin, Mandelöl und den Olivenölrückstand lassen Sie anschließend im Wasserbad verschmelzen, rühren alles gut durch und füllen die Petersilien-Lotion in ein verschließbares Glasfläschchen ab.

Wichtig bei Cremes auf Naturbasis ist, diese nur in kleinen Mengen herzustellen und sofort zu verwenden; ebenso wie bei allen Pflegeprodukten mit natürlichen Zutaten sollten Reste immer im Kühlschrank aufbewahrt werden.

Eine milde Reinigungsmilch, speziell für empfindliche und zu Rötungen neigende Haut, die schnell und einfach herzustellen ist.

Pflegende und nährende Cremes

Schädliche Umwelteinflüsse, die tägliche Reinigung, der Aufenthalt in geschlossenen Räumen mit Zentralheizung, Arbeiten am Computer – alles das entzieht der Haut Feuchtigkeit und greift zudem ihren natürlichen Säureschutzmantel an. Um ihr Feuchtigkeit sowie Nährstoffe zuzuführen, ist es wichtig, die Haut regelmäßig mit Cremes zu pflegen. Sehr gut eignen sich hierzu Zubereitungen mit Nahrungsmitteln, denn sie versorgen die Haut mit wertvollen Vitaminen und Mineralstoffen, Enzymen und Eiweiß.

Für alle Hauttypen

Mandel-Zitronen-Creme

Sie lassen das Wachs im Wasserbad langsam schmelzen, rühren das Mandelöl unter und lassen die Mischung unter weiterem Rühren leicht cremig werden. Nun fügen Sie den Honig und den Zitronensaft hinzu und rühren die Creme so lange weiter, bis eine homogene Masse entsteht. Diese füllen Sie in ein Porzellantöpfchen ab und bewahren sie gekühlt auf. Brauchen Sie die Creme in wenigen Tagen auf.

CREMEMISCHUNGEN

Fertige Cremes lassen sich durch die Zugabe von Nahrungsmitteln veredeln: Mischen Sie beispielsweise einen Esslöffel gute Nährcreme auf Naturbasis mit der gleichen Menge Jogurt, Quark, Zitronensaft, Honig, dem Fruchtfleisch von Papayas, Aprikosen oder Bananen. Wählen Sie die Zutaten je nach Hauttyp.

Bei fetter und großporiger Haut bewährt sich regelmäßiges morgendliches und abendliches Einreiben mit einer frisch aufgeschnittenen Zitronenscheibe.

Für normale Haut

Spinatstraffungscreme

Für den Spinatsaft pressen Sie gekochten Spinat durch ein feines Sieb. Dann erwärmen Sie Bienenwachs und Mandelöl im Wasserbad, geben den Spinatsaft, und anschließend das Rosenwasser hinzu. Bis zum Erkalten verrühren und dann in ein Cremedöschen abfüllen und kühl lagern.

◆ZUTATEN◆
1 EL Spinatsaft
50 g Bienenwachs
10 ml Mandelöl
1 EL Rosenwasser

Spinat ist eine hervorragende Nahrung für die Haut, denn er enthält alles, um sie mit wertvollen Wirkstoffen zu versorgen. In Kombination mit Mandelöl wird ein exzellentes Schönheitsmittel daraus, das der Haut neue Elastizität verleiht, sie jung und geschmeidig hält.

Für fette Haut

Jogurtcreme

Verrühren Sie in einer kleinen Schale den Naturjogurt mit der Nährcreme, und tragen Sie die Mischung auf die Haut auf.

◆ZUTATEN◆
1 TL Naturjogurt
1 TL Nährcreme

Naturreiner Jogurt mit lebenden Bakterienkulturen stabilisiert aufgrund seines Milchsäuregehaltes den Säureschutzmantel der Haut, erfrischt und stärkt und ist besonders zur Pflege fetter und unreiner Haut geeignet.

Für trockene Haut

Bananencreme

Zerdrücken Sie die reife Banane mit einer Gabel und verrühren Sie sie sorgfältig mit der Nähr-creme, dem Olivenöl und dem Zitronensaft zu einer glatten Nährpaste.

Das schleimige Fruchtfleisch von Bananen ist ein exzellenter Feuchtigkeitsspender und in Kombination mit dem in den Bananen enthaltenen Vitamin A ein ideales Pflegemittel für trockene Haut.

Aprikosennährcreme

Erwärmen Sie Lanolin und Mandelöl im Wasserbad. In der Zwischenzeit erwärmen Sie das Rosenwasser in einem separaten Topf und schälen und entkernen die beiden Apriko-sen. Letztere zerdrücken Sie mit einer Gabel. Danach geben Sie das erwärmte Rosenwasser zu der Fettölschmelze hinzu und rühren zum Abschluss die Aprikosenpaste unter.

Aprikosen können die Haut wirksam dabei unterstützen, Feuchtigkeit zu binden. Zudem wirken sie nährend und straffend. Tragen Sie diese Creme für reife und trockene Haut vor allem abends auf, denn so kann sie ihre umfassende Pflegewirkung über Nacht voll entfalten.

Ein regelmäßiges Anwenden der selbst gemachten Cremes gemäß den Anleitungen wird seine Wirkung nicht verfehlen.

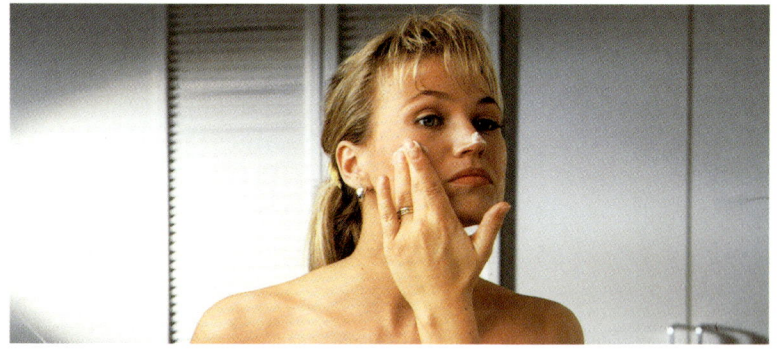

Für empfindliche Haut

Avocadofrischcreme

Sie trennen das Eiklar vom Eigelb und rühren das Avocadoöl in das Eigelb. Dann fügen Sie Meersalz, Zitronensaft und Apfelessig hinzu und heben den geschlagenen Eischnee darunter. Alles vorsichtig verrühren, bis eine homogene Masse entsteht, in ein Cremedöschen abfüllen und kühl aufbewahren.

◆ZUTATEN◆
2 Eier
50 ml Avocadoöl
1 Prise Meersalz
1 TL Zitronensaft
1 TL Apfelessig

In dieser Creme ist alles enthalten, was nervöse, empfindliche und gereizte Haut zur Regeneration benötigt: Eiweiß, ungesättigte Fettsäuren, Öl und – durch Apfelessig und Zitronensaft – der richtige pH-Wert für den Säureschutzmantel der Haut.

Masken und Packungen zum Pflegen und Verwöhnen

Klassische Schönmacher mit Sofortwirkung: Masken und Packungen sind wie Urlaub für die Haut, denn sie geben ihr Gelegenheit zur Regeneration und führen ihr in kurzer Zeit hochkonzentrierte pflegende und nährende Substanzen zu.

Bessere Wirkung durch richtige Anwendung

✳ Bevor Sie eine Maske oder Packung auftragen, müssen Gesicht, Hals und Dekolleté gründlich gereinigt werden. Am besten sollten Hautkuren abends vor dem Schlafengehen durchgeführt werden, denn so können die wertvollen Inhaltsstoffe über Nacht nachwirken.

✳ Tragen Sie Masken oder Packungen stets von der Kinnmitte aus auf Gesicht, Hals und Dekolleté auf und sparen Sie dabei Augen, Mund und Nase großzügig aus. Den Hals sollten Sie von unten nach oben einstreichen, denn damit fördern Sie den Fluss der Lymphflüssigkeit unter der Haut, straffen das Gewebe an Hals und Kinn und beugen zugleich auch der Bildung eines Doppelkinns vor.

Sollen Masken und Packungen den gewünschten Erfolg haben, müssen sie regelmäßig über einen längeren Zeitraum angewandt werden. Bauen Sie am besten eine Schönheitszeit als feste Größe in Ihren Wochenplan ein.

Für jeden Hauttyp

Petersilienpackung – wirkt erfrischend und beruhigend

◆ZUTATEN◆
5 EL gehackte Petersilie
3 EL Quark

Sie rühren die Petersilie in den Quark, tragen den Brei auf die Haut auf, legen eine Mullkompresse darüber und lassen die Packung 30 Minuten einwirken.

Karottenmaske – belebt einen müden und fahlen Teint

◆ZUTATEN◆
1 geriebene Karotte
1 EL Weizenmehl
2 EL Sahne

Verrühren Sie die Karotte, das Weizenmehl und die Sahne miteinander, und tragen Sie die Masse sorgfältig auf die Haut auf; 20 Minuten einwirken lassen.

Für normale Haut

Erfrischungsmaske

◆ZUTATEN◆
1 TL Blütenpollen
1 EL Molke
4 EL Tomatensaft

Verrühren Sie die Blütenpollen, die Molke und den Tomatensaft mit einem Schneebesen und tragen Sie die Masse auf die Haut auf; nach 20 Minuten mit kaltem Wasser entfernen.

Für fette Haut

Alternativ zum allbekannten Klassiker, bei dem für 20 Minuten Gurkenscheiben auf die Haut aufgelegt werden, hier eine ebenso belebende und feuchtigkeitsspendende Variante.

Gurkenmaske

◆ZUTATEN◆
½ Gärtnergurke
2 EL Sahne
2 EL gemahlenen
Leinsamen

Die Gurke fein pürieren (am besten im Mixer), die Sahne und den Leinsamen unterrühren und das Ganze in einer dicken Schicht auf die Haut auftragen; 30 Minuten einwirken lassen.

Kleiemaske

◆ZUTATEN◆
1 EL Weizenkleie
etwas warme Milch
1 TL Honig

Weizenkleie, Milch und Honig zu einem Brei vermengen; auf die Haut auftragen und 30 Minuten einwirken lassen.

Weizenkleie ist aufgrund ihres hohen Gehalts an Nährstoffen und ihrer entzündungshemmenden Wirkung ein ausgezeichnetes Hautpflegemittel – vor allem für unreine und fette Haut. Diese Maske klärt und entfettet unreine Haut. Der Apfelessig wirkt zugleich erfrischend und desinfizierend; wenden Sie diese Zubereitung abends vor dem Schlafengehen an.

Erdbeer-Essig-Maske

Zerdrücken Sie die Erdbeeren mit einer Gabel, geben Sie den Apfelessig hinzu, und lassen Sie das Ganze eine gute Stunde lang ziehen. Dann seihen Sie die entstandene Flüssigkeit ab und tragen sie gleichmäßig auf die Haut auf; über Nacht einwirken lassen und am nächsten Morgen abwaschen.

◆ZUTATEN◆
5 Erdbeeren
3 EL Apfelessig

Für trockene Haut

Bananenmaske

Schälen Sie die Banane, zerdrücken sie mit der Gabel und rühren sie mit dem Quark zu einem geschmeidigen Brei. Diesen tragen Sie auf Gesicht, Hals und Dekolleté auf und lassen ihn 20 Minuten einwirken.

◆ZUTATEN◆
1 reife Banane
1–2 EL Quark

Kürbis-Sahne-Maske

Sie kochen den Kürbis in der Sahne langsam bei schwacher Hitze weich, rühren die Haferflocken unter und tragen den Brei noch warm auf die Haut auf; 25 Minuten einwirken lassen und anschließend gründlich abspülen.

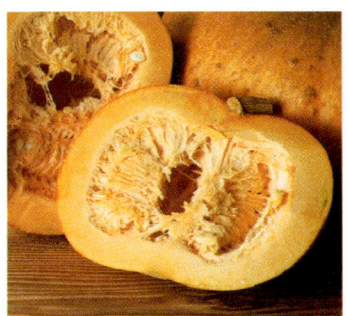

◆ZUTATEN◆
4 EL frischer, klein geschnittener Kürbis
1 Tasse Sahne
1 EL Haferflocken

Kürbis ist reich an Beta-Karotin und ein Labsal für trockene Haut.

Diese Maske ist auch bei strapazierter und schuppiger Haut sehr wohltuend.

Unkompliziert, schnell und hochwirksam bei müder und welk aussehender Haut sind neben anderen Masken drei Erdbeeren: halbieren und mit den Schnittflächen das Gesicht abreiben. Schon Kaiserin Sissi schwor auf diese Methode.

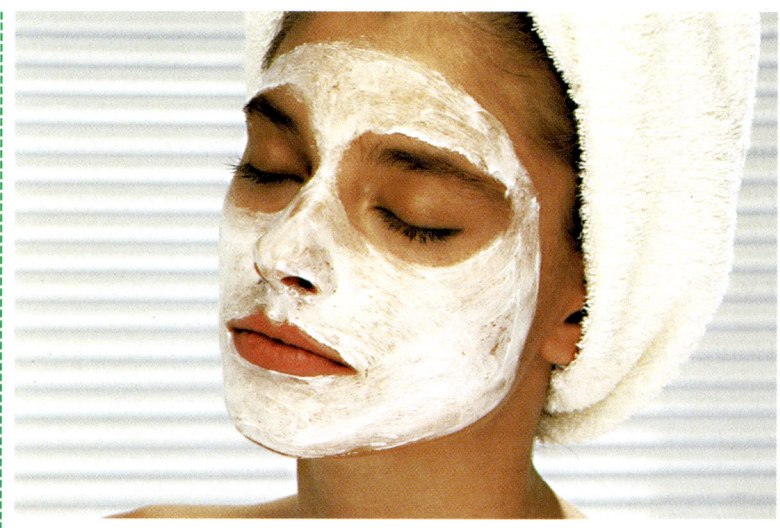

Für empfindliche Haut

♦ZUTATEN♦

1 Eiweiß
1 TL Zitronensaft
2 TL Blütenpollen
½ geschälte, reife Avocado

Avocadomaske

Geben Sie alle Zutaten in den Mixer und verquirlen Sie sie, bis eine gleichmäßige Masse entsteht. Tragen Sie den Brei auf Gesicht, Hals und Dekolleté auf; 15 Minuten einwirken lassen.

Für die reifere Haut

♦ZUTATEN♦

1 Apfel
2 TL Honig

Apfelmusmaske – erfrischt und strafft reifere Haut

Reiben Sie den Apfel ganz fein, rühren Sie den Honig unter, bis er sich aufgelöst hat, und tragen Sie das Apfelmus dann auf das Gesicht auf; 20 Minuten einwirken lassen.

♦ZUTATEN♦

1 große, gekochte Kartoffel
1 EL Milch
1 Eigelb

Kartoffelmaske

Zerdrücken Sie die große gekochte Pellkartoffel und verrühen Sie sie mit Milch und Eigelb zu einem Brei. Diesen erhitzen Sie im Wasserbad und tragen ihn so heiß, wie Sie es vertragen, auf die Haut auf; 20 Minuten wirken lassen.

Gesichtswässer

Die nachfolgenden Lotionen und Wässer dienen dazu, die Haut nach der Reinigung zu erfrischen, die Hautporen zu schließen und den Säureschutzmantel der Haut zu schützen und auszugleichen.

Frisch gepresster Gurkensaft ist ein einfaches und bewährtes Gesichtswasser für jede Haut.

Für alle Hauttypen

Honigtonic

Füllen Sie den Honig, den Zitronensaft und das Wasser in eine Flasche, die nicht ganz voll sein darf, verschließen diese und schütteln sie gut durch; kühl aufbewahren.

Erfrischend und belebend wie Tonic water und für alle Hauttypen geeignet.

◆ZUTATEN◆
1 EL Honig
1 EL Zitronensaft
150 ml Wasser

Für normale Haut

Gurkenwasser Aurora

Sie reiben die Salatgurke, pressen die Stückchen durch ein Leinentuch und verrühren den Gurkensaft mit dem Orangenblütenwasser, dem Zitronensaft und dem Mandelöl. In ein dunkles Glasfläschchen füllen und alles gut durchschütteln.

Dieses Rezept geht zurück auf Gräfin Aurora von Königsmarck, die Mätresse von August dem Starken, die sich die Schönheit ihres Gesichts und Körpers bis ins hohe Alter durch regelmäßige Pflege erhielt.

◆ZUTATEN◆
½ Gurke
100 ml Orangenblütenwasser
1 EL Zitronensaft
100 ml Mandelöl

Für fette und unreine Haut

Apfelessig pur

Mischen Sie das Mineralwasser mit dem Apfelessig und tragen Sie dies morgens und abends mit einem Wattepad auf Ihr Gesicht auf. Einziehen lassen und nicht nachspülen.

◆ZUTATEN◆
1 EL Mineralwasser
1 EL Apfelessig

Körperpflege

Etwas ganz Besonderes – lemon rub, eine Art Körperpeeling: Sie reiben von vier ungespritzten Zitronen die Schale ab, lassen sie auf einem Küchenkrepp trocknen und verrühren sie dann mit sechs Esslöffel Mandelöl. Diese Mischung tragen Sie mit kreisenden Bewegungen auf, dann lassen Sie sie etwas einziehen und duschen sich dann ab.

Ein unentbehrliches Ritual im Tagesablauf ist die sorgfältige Pflege des Körpers von Kopf bis Fuß. Auch wenn nicht jeden Tag ausreichend Zeit vorhanden ist, um Duschen und Eincremen zu einer genussreichen Prozedur zu gestalten, so dient auch schon eine kurze Zuwendung, die wir unserem Körper bei seiner täglichen Pflege geben, unserem Wohlbefinden.

Auf den folgenden Seiten finden Sie verschiedene Anwendungen zur Körperpflege mit Nahrungsmitteln.

Bäder – Balsam für Haut und Seele

Warme Vollbäder mit wertvollen duftenden Zusätzen dienen im Grunde weniger der Reinigung, als vielmehr der Pflege von Geist und Seele. Denn die wohlige Wärme entspannt, regeneriert das überlastete Nervenkostüm und hilft, nach einem anstrengenden Tag abzuschalten und den Alltag hinter sich zu lassen. In der Ruheoase Badewanne tanken Sie neue Energien und können zugleich Ihrer Haut wertvolle Wirkstoffe zuführen und umfassende Pflege zukommen lassen.

Einmal pro Woche sollten Sie sich ein Vollbad gönnen, das Sie rundum entspannt, erfrischt und pflegt.

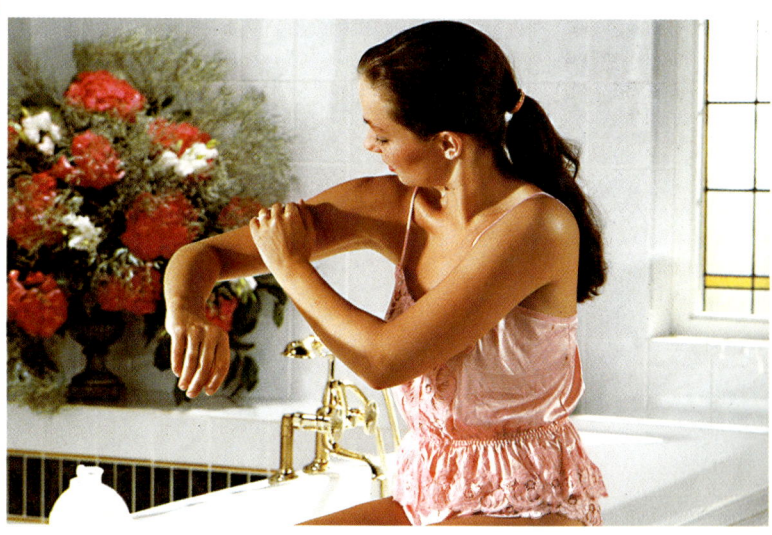

NICHT ZU HEISS UND NICHT ZU LANGE

Auch wenn es noch so schön ist – bleiben Sie nicht zu lange in der Wanne, denn das belastet den Kreislauf und entzieht der Haut Feuchtigkeit. Nach spätestens 15 Minuten sollten Sie dem wohligen Nass entsteigen. Die ideale Badetemperatur liegt zwischen 35°C und 37 °C. Wenn Sie nach dem Baden noch etwas vorhaben und fit sein wollen, brausen Sie sich im Anschluss am ganzen Körper kurz mit kaltem Wasser ab. Nach jedem Baden oder Duschen sollten Sie sich eincremen oder einölen.

Dieser erstklassige Schönheitstipp stammt von der Schauspielerin Nadja Tiller: Massieren Sie vor dem Baden den ganzen Körper mit Olivenöl ein, vor allem die Fußgelenke und die Ellenbogen. Dann gießen Sie drei Liter frische Buttermilch ins warme Badewasser. Die Kombination von Olivenöl, Buttermilch und warmem Wasser macht sich besonders gut bei trockener und spröder Haut.

Honig-Milch-Bad

Der Klassiker – baden à la Kleopatra. Ihr Schönheitsbad ist besonders bei trockener Haut zu empfehlen. Es reinigt auf schonende Weise, bewahrt den Säureschutzmantel der Haut, fördert ihre Durchblutung und macht sie unwiderstehlich zart und anziehend. Geben Sie einen Liter Vollmilch, eine Tasse Honig sowie ein bis zwei Tassen Salz in die noch leere Badewanne, schäumen diese mit dem Duschstrahl auf und lassen dann die Wanne voll Wasser laufen.

Essigbad

Ein Vollbad mit einem Zusatz von Apfelessig regeneriert den Säureschutzmantel, wirkt erfrischend bei müder sowie klärend bei fetter und unreiner Haut. Geben Sie dem Badewasser einen Viertelliter Apfelessig zu und rühren dann mit beiden Händen kräftig um.

Zitronenbad

Dieses fein duftende Bad klärt und strafft fette und unreine Haut, erfrischt und regt an: Sie waschen sieben bis acht Zitronen, schneiden sie mit der Schale in Scheiben und geben diese in eine Porzellanschüssel. Anschließend übergießen Sie die Zitronenscheiben mit kochend heißem Wasser. Dann lassen Sie sie zwei Stunden lang zugedeckt ziehen und seihen danach die Flüssigkeit ins warme Badewasser ab. Die Zitronenscheiben selbst füllen Sie in ein kleines Mull- oder Leinensäckchen und hängen es in das Badewasser.

Rosmarinbad

Ein Hefebad ist die ideale Pflege für spröde und trockene Haut, denn es macht die Haut am ganzen Körper weich und zart. Dazu lösen Sie 100 Gramm Bäckerhefe in einem Liter warmem Wasser auf und rühren sie ins Badewasser unter.

Ein Bad mit Rosmarinblättern regt Kreislauf und Blutdruck an, erfrischt, hebt die Stimmung und fördert die Hautdurchblutung: Füllen Sie ein kleines Mull- oder Leinensäckchen mit einer Handvoll frischer oder getrockneter Rosmarinblätter und hängen es so an den Wasserhahn, dass das Badewasser beim Einlassen darüber läuft.

Gewürzschönheitsbad

Diese Mixtur empfiehlt sich besonders bei unreiner und schlecht durchbluteter Haut; sie reinigt, desinfiziert, erfrischt und stärkt zugleich. Übergießen Sie je zwei Handvoll getrocknete Fenchelfrüchte, Rosmarin-, Pfefferminz- und Thymianblätter in einem Kochtopf mit kochendem Wasser, bis sie vollständig bedeckt sind. Dann lassen Sie die Gewürze bei schwacher Hitze etwa zehn Minuten sieden, seihen die Flüssigkeit ab, geben einen Esslöffel Kampferspiritus hinzu und gießen den Gewürzsud ins Badewasser.

Milch-Kleie-Bad

Dieses Bad empfiehlt sich besonders bei trockener und unreiner Haut, denn es entschlackt und belebt und macht die Haut rein und zart: Erwärmen Sie drei Liter Milch, und rühren Sie 250 Gramm Weizenkleie unter; 15 Minuten leicht köcheln lassen und dem Badewasser zugeben.

Schöne Hände und Nägel

Gepflegte Hände und Nägel steigern nicht nur das eigene Wohlbefinden, sondern werden auch von der Umwelt positiv wahrgenommen. Doch die Arbeit im Haushalt und der damit verbundene Kontakt mit Reinigungsmitteln oder scharfen, ätzenden Stoffen und andere Arbeiten fordern ihren Tribut von den Händen: Die Haut wird rauh, spröde und büßt nach und nach ihren natürlichen Säureschutzmantel ein. Abhilfe schaffen Schutzhandschuhe und regelmäßige Pflege – beispielsweise damit:

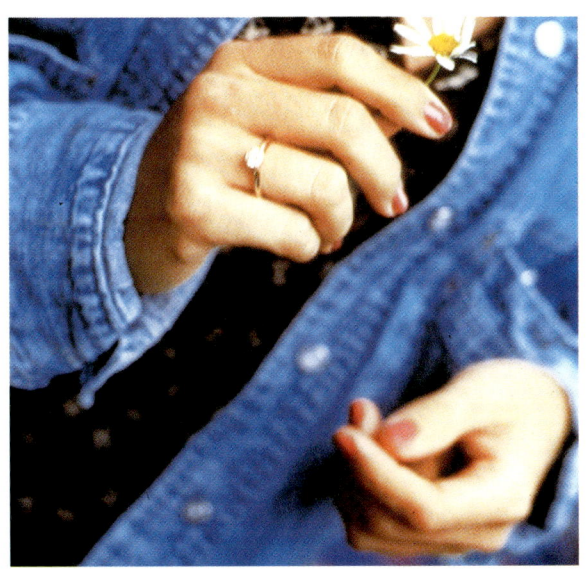

Gepflegte Hände sind eine gute Visitenkarte.

Öl-Reispackung

Zuerst bereiten Sie die Reismasse zu. Dazu verrühren Sie das Reismehl mit der Vollmilch zu einer geschmeidigen Paste. Anschließend verteilen Sie das Olivenöl sorgfältig auf Ihren Händen und tragen darüber die Reismilchmasse gleichmäßig auf. Lassen Sie die Packung zehn Minuten einwirken; die Wärme Ihrer Hände lässt die Wirkstoffe des Öls tief einziehen.

◆ZUTATEN◆

1 EL Reismehl
1 EL Vollmilch
1 EL Olivenöl

Mandel-Honig-Balsam

Verflüssigen Sie den Honig im warmen Wasserbad, rühren ihn in das Mandelmus, geben Mandelkleie und Bittermandelöl sowie zum Schluss vorsichtig das Eigelb hinzu – alles gut verrühren, in ein sauberes Döschen abfüllen und kühl aufbewahren; wegen des Eigelbs binnen einer Woche aufbrauchen.

◆ZUTATEN◆

1 EL Honig
25 g Mandelmus
20 g Mandelkleie
1 Tropfen Bittermandelöl
1 Eigelb

Dies ist etwas Gutes zum regelmäßigen Verwöhnen Ihrer Hände und Füße.

1 mittelgroße,
reife Papaya
2 EL Olivenöl

Papaya-Packung

Zerdrücken Sie die Papaya mit der Gabel oder in einem Mörser, rühren das Olivenöl unter und tragen diese Mixtur auf die Füße auf. Nach zehn Minuten waschen Sie die Packung mit warmem Wasser wieder ab und ölen die Füße mit Olivenöl ein. Bei regelmäßiger Anwendung (zweimal die Woche) können Sie die Hornhaut nach etwa einem Monat ablösen.

Gegen die Folgen von Putzen, Geschirrspülen und Gartenarbeit helfen auch Kompressen mit warmem Kartoffelbrei.

Dazu kochen Sie zwei mittelgroße Kartoffeln weich, schälen und zerdrücken sie noch heiß und rühren soviel süße oder saure Sahne dazu, bis ein geschmeidiger Brei entsteht. Diesen streichen Sie auf Handrücken und Unterarme. Nach 15 Minuten waschen Sie den Kartoffelbrei mit warmem Wasser wieder ab.

Wie bereits erwähnt enthalten Papayas ein Enzym, das Papain, das Eiweiß spaltet. Es kann daher auch verwendet werden, um verhärtete Hautstellen zu erweichen und Hornhaut an Fersen und Fußsohlen zu lösen.

Schönes Haar

Kuren und Spülungen auf der Basis von Nahrungsmitteln pflegen und vitalisieren das Haar durch ihre vielen wertvollen Inhaltsstoffe, geben ihm neue Spannkraft und Glanz, regenerieren die Haarstruktur und schützen es vor schädlichen Umwelteinflüssen.

Regelmäßige Ölkur

Vor dem Einschäumen sollten Sie bei jeder dritten Haarwäsche Ihre Haare mit einer Ölpackung verwöhnen, besonders wenn Sie trockene und spröde Haare haben. Das erfordert zwar wegen des längeren Ausspülens mehr Zeit, lohnt sich aber: Massieren Sie Avocado-, oder noch besser, Olivenöl in Haare und Kopfhaut ein, lassen es mit einem Handtuch um den Kopf gewickelt 15 Minuten einziehen und waschen dann wie gewohnt Ihre Haare. Spülen Sie sie mehrmals hintereinander aus, um sicher zu gehen, dass auch alle Ölreste entfernt sind.

Shampoo Katharina de Medici

Dieses Rezept wurde von der legendären Herrscherin der Renaissance kreiert und zur Pflege ihrer wohl sagenhaft schönen, verschwenderisch üppigen Haarpracht angewendet: Verrühren Sie zwei Eigelb mit einem Esslöffel Cognac sowie einem Schuss Apfelessig, und verteilen Sie die Hälfte davon in Ihren feuchten Haaren. Massieren Sie es ein, und spülen Sie es mit viel warmem Wasser wieder aus. Wiederholen Sie das Ganze mit der zweiten Hälfte des selbst gemachten Shampoos, und geben Sie zum Abschluss noch einen Spritzer Apfelessig ins letzte Spülwasser – das schließt die aufgequollenen Haarspitzen und gibt dem Haar einen seidigen Schimmer.

Durch chemische Färbemittel beanspruchtes Haar braucht die besonders behutsame Pflege natürlicher Wirkstoffe.

Ei-Zitronen-Kur

Verrühren Sie das Eigelb mit dem Olivenöl, geben den Zitronensaft hinzu und verteilen die Kur in dem zuvor gewaschenen und mit klarem Wasser ausgespültem Haar. 30 Minuten einwirken lassen, am besten mit einem Handtuch um den Kopf, damit die Kur durch die Wärme besser einziehen kann.

Diese Haarkur verleiht strapaziertem und brüchigem Haar herrlichen Glanz und pflegt es bis in die Spitzen.

◆ZUTATEN◆

1 Eigelb
1 EL Olivenöl
1 TL Zitonensaft

Avocadopackung

Zerdrücken Sie die Avocado mit der Gabel, und geben Sie das Mandelöl und den Zitronensaft hinzu. Diese Mischung verteilen Sie im frisch gewaschenen Haar und lassen sie 15 Minuten einwirken. Danach gut ausspülen.

Für jeden Haartyp, jedoch ganz besonders für trockenes und brüchiges Haar geeignet.

◆ZUTATEN◆

1 reife Avocado
1 EL Mandelöl
½ TL Zitonensaft

Honigkurpackung

Verrühren Sie das Mandelöl, das Weizenkeimöl und den Honig, und massieren Sie die Packung anschließend ins gewaschene, noch feuchte Haar ein; zehn Minuten einwirken lassen.

Dies ist ein Rezept für eine pflegende Packung, die vor allem trockenem und sprödem Haar neue Spannkraft und Fülle gibt.

◆ZUTATEN◆

30 ml Mandelöl,
10 ml Weizenkeimöl,
1 EL Honig

Tipps bei kleinen Schönheitsproblemen

Obstessig, vor allem aber Apfelessig, ist eines der besten Spülmittel, denn es stabilisiert den Säureschutzmantel der Kopfhaut, entfernt Schuppen und gibt dem Haar Festigkeit und seidigen Glanz – einfach einen Spritzer ins nasse Haar geben und nochmals ausspülen.

Nachfolgend eine Auswahl bewährter und einfacher Anwendungen gegen so manches Hindernis, das sich einem makellosen Äußeren in den Weg stellt.

Hautunreinheiten

Zuverlässig wirksam gegen Mitesser, Pickel & Co.: Stellen Sie aus Honig und Weizenkleie (zu gleichen Teilen) einen streichfähigen Brei her, den Sie vor dem Schlafengehen auf die betroffenen Hautstellen auftragen und morgens mit lauwarmem Wasser wieder abwaschen. Danach lassen sich die Mitesser und Pickel leicht ausdrücken. Ebenfalls wirkungsvoll, vor allem bei Hautunreinheiten am Körper, ist Apfelessig. Denn er reinigt und desinfiziert die Haut auf sanfte Weise: Mischen Sie drei Esslöffel Apfelessig in einen Liter handwarmes Wasser und reiben Sie den ganzen Körper nach dem Duschen oder Baden mit dieser Lösung ab. Das rückt nicht nur Hautunreinheiten zu Leibe, sondern entfernt zugleich abgestorbene Hautschüppchen und wirkt einige Stunden desodorierend – deshalb auch die Achselhöhlen mit dem Essigwasser abreiben.

Auch die Zwiebelkur klärt und desinfiziert die Haut: Trinken Sie über drei Wochen lang täglich zwei Likörgläser frisch gepressten Zwiebelsaft vor den Hauptmahlzeiten.

Rote Äderchen

Ein altes Hausmittel bei roten Äderchen: Sie überbrühen eine Handvoll Petersilienblätter mit einem halben Liter kochendem Wasser, lassen alles 15 Minuten ziehen und seihen es durch ein Sieb ab. Dann mischen Sie zwei Esslöffel davon mit zwei Esslöffeln frischer Vollmilch, tränken ein kleines Leinen damit und legen dies wie eine Kompresse auf den Wangen- und Nasenbereich auf. Nach zehn Minuten abnehmen und das Gesicht mit lauwarmem Wasser abwaschen.

Gesichtsrötungen

Rote Flecken im Gesicht oder auch eine gerötete Nase lassen sich durch einen Selleriesud lindern: zwei Esslöffel fein geriebenen Sellerie in einer Tasse kaltem Wasser ansetzen und kurz aufkochen. 15 Minuten ziehen lassen, danach abseihen und mit der Abkochung die geröteten Stellen morgens und abends mittels eines Wattepads betupfen.

Fleckige Haut

Hautflecken, auch altersbedingte, bringt einen Teelöffel frischer Zwiebelsaft (ausdrücken oder mit dem Entsafter auspressen) vermischt mit zwei Teelöffel Apfelessig, regelmäßig aufgetragen, zum Verblassen. Tragen Sie den Zwiebel-Essig-Saft abends vor dem Schlafengehen auf die betroffenen Hautstellen auf, lassen Sie ihn über Nacht einwirken und waschen Sie ihn morgens mit lauwarmem Wasser ab.

Faltige Haut

Frisch gepresster Kirsch- oder Karottensaft wirkt der Fältchenbildung entgegen. Tupfen Sie den Saft einfach mit einem Wattepad auf die Haut und lassen ihn antrocknen.

Rauhe Hautpartien

Besonders an Ellenbogen und Knien ist die Haut, bedingt durch die große Beanspruchung, häufig rauh, rissig und gerötet. Ein Fall für das sanfte Schönheitsmittel Honig im Verbund mit Zitrone: Beide glätten die Haut, machen sie wieder weich und versorgen sie mit wertvollen Wirkstoffen. Sie erwärmen zwei Esslöffel Honig leicht im Wasserbad und verrühren sie mit einem Esslöffel frisch gepresstem Zitronensaft. Die noch warme Mixtur tragen Sie auf die rauhen Hautstellen auf und lassen sie 20 bis 30 Minuten einwirken. Danach abwaschen und mit einer pflegenden Hautcreme einreiben.

Wen die kleinen Pigmentflecken stören, schält eine Zwiebel, hackt sie klein, legt die Stücke in eine Tasse Apfelessig und seiht das Ganze nach drei Tagen ab. Mit dem Absud die Sommersprossen morgens und abends über einen längeren Zeitraum betupfen. Alternative: Zwei Esslöffel gemahlene Kürbiskerne mit einem Teelöffel süßem Mandelöl mischen, auf den Sommersprossen verteilen, 30 Minuten einwirken lassen und dann abwaschen.

Ein übernächtigtes Gesicht lässt sich durch ein paar einfache Tricks wieder auf Vordermann bringen.

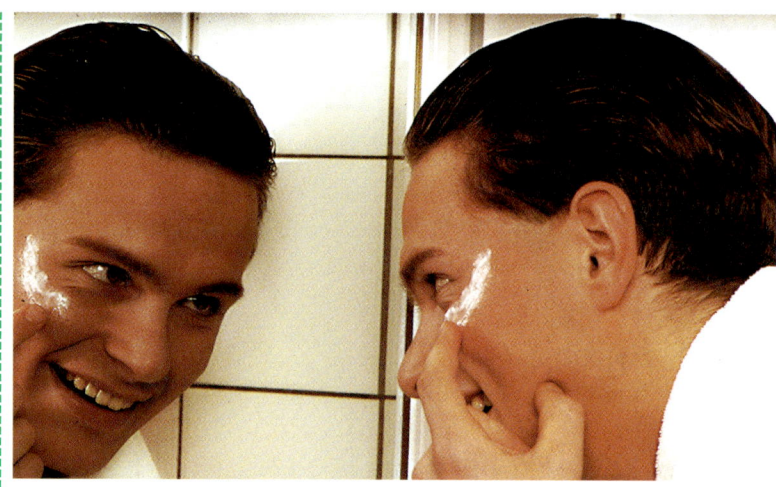

Augenringe

Gegen Augenringe kann man auch von innen heraus angehen: Ein altes Hausmittel empfiehlt, täglich morgens auf nüchternen Magen einige Stengel frische Petersilie zu kauen.

Gegen die Spuren einer langen Nacht oder intensiven Arbeitens hilft gekühlter Quark. Unter den Augen eingerieben bringt er selbst dunkelste Augenringe zum Verblassen; 20 bis 30 Minuten einwirken lassen.

Busenpflege

Zur Straffung des Busens altbewährt sind Masken mit rohem Apfelmus. Reiben Sie zwei bis drei Äpfel, und verteilen Sie das Mus auf beiden Brüsten. 15 Minuten einwirken lassen, dann warm und zum Schluss kalt abduschen. Das regt die Durchblutung des Brustgewebes an und kräftigt es zusätzlich.

Müde, gerötete Augen

Das lässt Ihre Augenpartie wieder frisch aussehen und lindert Schwellungen: Überbrühen Sie zwei Beutel Schwarztee mit heißem Wasser, lassen sie kurz ziehen und legen sie dann abgekühlt zehn Minuten auf die geschlossenen Augen. Die Gerbstoffe im Tee bringen Schwellungen zum Abklingen, ziehen die Hautporen zusammen und straffen die Haut.

Augenfältchen

Gegen »Krähenfüße« hilft ein Aufguss mit Gewürznelken, für den Sie fünf Nelken mit einer Tasse kochendem Wasser übergießen. Das Ganze zugedeckt zehn Minuten ziehen lassen und den abgekühlten Sud dann mit einem Wattebausch auf die betroffenen Augenpartien tupfen.

Geschwollene Augenlider

Altbewährt, beispielsweise nach durchfeierten Nächten: Drücken Sie einige Minuten lang den Brei von einer rohen, geschabten Kartoffel gegen die geschlossenen Augenlider. Die Schwellungen gehen rasch zurück.

Mundgeruch

Zuverlässig wirksam bei schlechtem Atem: Gurgeln Sie morgens mit einem Glas Wasser, dem Sie einem Teelöffel Apfelessig zugegeben haben. Auch ein frischer Apfel nimmt Mundgeruch, ebenso das Kauen von Stengeln frischer Petersilie – letzteres ist übrigens auch ideal gegen Knofelduft.

Spröde, strapazierte Hände

Mischen Sie einen Esslöffel Olivenöl mit einem Esslöffel Apfelessig und massieren Sie dies nach jedem Händewaschen und vor dem Zubettgehen in die Hände ein; es eignet sich übrigens auch gut für den Rest des Körpers.

Regelmäßiges Massieren mit Olivenöl hält die Nägel schön glänzend und gesund.

Müde Beine

Das bringt die Füße nach langen Wanderungen oder einem ausgedehnten Stadtbummel wieder auf Vordermann: Überbrühen Sie eine Handvoll frische Pfefferminzblätter mit einem Liter kochendem Wasser und lassen dies zugedeckt 15 Minuten ziehen. Dann seihen Sie die Flüssigkeit ab und baden zehn Minuten lang Ihre Füße in dem Fußbad.

*Wenn Sie zu Schweiß-
füßen neigen, sollten
Sie grundsätzlich
Strümpfe aus reinen
Naturfasern, etwa
Baumwolle oder
Seide, tragen.*

Schweißfüße

Dagegen wirkt ein Fußbad mit Apfelessig: Geben Sie in eine große flache Schüssel einen Liter warmes Wasser sowie einen halben Liter Apfelessig und baden Sie Ihre Füße darin; tägliche Anwendung über eine Woche lindert die übermäßige Schweißproduktion und damit auch die Geruchsentwicklung.

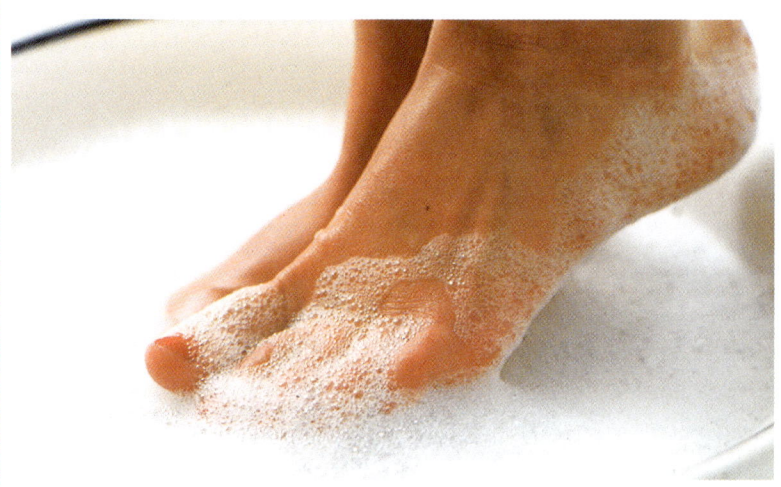

Vor allem wenn Sie den ganzen Tag auf den Beinen waren, werden Sie die erholsame und pflegende Wirkung eines Fußbades zu schätzen wissen.

Hornhaut

Verhornte Stellen an den Füßen verschwinden durch Umschläge mit Apfelessig. Dazu baden Sie Ihre Füße zunächst zehn Minuten in warmem Seifenwasser, um die Hornhaut aufzuweichen. Trocknen Sie dann Ihre Füße gut ab, und legen Sie ein Stück mit Apfelessig getränkte Mullbinde auf die verhornten Stellen. Mit Leukoplast befestigen, Socken darüberziehen und über Nacht einwirken lassen. Mehrmals wiederholen, bis die Hornhaut verschwunden ist.

Auch eine rohe Zwiebelscheibe, über Nacht mithilfe von Leukoplast oder einer Mullbinde auf die betroffenen Stellen aufgelegt, weicht Hornhaut und Schwielen auf, sodass Sie diese am nächsten Morgen leicht abrubbeln können.

Schuppen

Diese Mixtur löst die Schuppen und reinigt die Kopfhaut, dass Ihre Haare wieder seidig und vor allem schuppenfrei glänzen: Vermischen Sie eine Tasse Apfelessig, eine Tasse Leitungswasser und drei Esslöffel Blütenpollen durch kräftiges Schütteln in einer Glasflasche, und verteilen Sie die Mixtur mit einem Wattebausch vor der Haarwäsche auf der Kopfhaut und in den Haaren. Dann waschen Sie Ihr Haar mit einem milden Shampoo.

Mittlerweile sind weitgehend geruchsneutrale Teershampoos erhältlich, die in hartnäckigen Fällen von Schuppen befreien.

Nach dem Haarewaschen können Sie Ihr Haar mit einer Kräuterspülung behandeln: Jeweils einen Teelöffel Thymian, Zinnkraut und Rosmarin mit 100 Milliliter kochendem Wasser übergießen und Obstessig dazugeben. Diese Tinktur in das ausgespülte, noch nasse Haar geben, sorgfältig in die Kopfhaut einmassieren und nicht mehr auswaschen.

Haarausfall

Wenn sich das Haar lichtet, nützt eine regelmäßige Massage der Kopfhaut mit verdünntem Apfelessig (ein Esslöfel auf ein Glas Wasser); am besten immer vor dem Haarewaschen. Zur Kräftigung der Haare gegen Haarausfall hilft auch die Bierwäsche. Nachdem Sie Ihr Haar mit warmem Wasser ausgespült haben, geben Sie etwa 100 Milliliter Bier aufs Haar und massieren es gründlich ein. Nach etwa 15 Minuten Einwirkzeit spülen Sie Ihr Haar wieder mit warmem Wasser ab. Nun noch einmal etwa 100 Milliliter Bier ins Haar geben, leicht einmassieren und das Haar gut kämmen. Lassen Sie das Bier jetzt trocknen; es zieht in die Kopfhaut ein, Geruch bleibt nicht zurück.

Verfärbte Zähne

Gegen verfärbte und fleckige Zähne durch Nikotin, Kaffee, Tee und Rotwein hilft es, jeweils nach dem Zähneputzen den Mund mit einem Teelöffel Apfelessig zu spülen und den Essig dabei auch zwischen den Zähnen »hin- und herzuziehen«.

Von Ananas bis Zwiebel

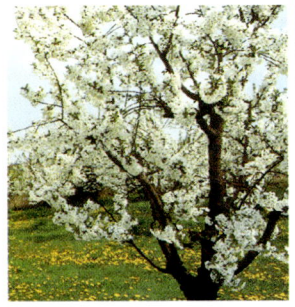

Dieses Kapitel greift alte und neue Erkenntnisse über die Heilkraft unserer Speisen auf und gibt einen – wenn auch nur kleinen – Einblick in die umfassende Wirkung der Lebensmittelapotheke.
Schon hier wird deutlich, wie sehr es sich lohnt, aus dem heilsamen Potential von Obstkorb, Gemüsebeet oder Getreideacker zu schöpfen.

Nicht nur Augenschmaus – auch echte Heilkräfte hält die Natur für uns bereit.

Vor allem bei asiatischen Heilmethoden, beispielsweise im Ayurveda, der indischen Heilkunde, sowie in der Heilkunst Chinas, beruhen zahllose Therapien auf Gewürzen, Getränken und Speisen.

Die Heilkraft unserer Nahrung

Die wissenschaftliche Erforschung der Lebensmittelapotheke läuft auf Hochtouren. Vieles aus dem uralten, weltweiten Erfahrungsschatz über die Heilkraft unserer Nahrung hat zwischenzeitlich seine nachgewiesene Legitimation gefunden. Alle Forschungsergebnisse der letzten Jahre bestätigen ausnahmslos: Durch gezielte Nahrungsaufnahme ist es möglich, bestimmten Beschwerden, auch sehr schweren Krankheiten wie Krebs und Herz-Kreislauf-Erkrankungen, einerseits vorzubeugen und andererseits deren Heilung wirksam zu unterstützen.

Im Mittelpunkt einer gesunden Ernährung stehen pflanzliche Nahrungsmittel. Zahlreiche Studien zeigen, dass von allen Lebensmitteln die essbaren Pflanzen am reichlichsten jene Stoffe enthalten, die in das zelluläre Geschehen eingreifen und so wirksam vor gesundheitlichen Schäden schützen können. Es besteht heute kein Zweifel mehr daran, dass Pflanzen und pflanzliche Nahrung auf natürlichste Art und ohne schädliche Nebenwirkungen pharmakologische Wirkungen entfalten.

Auf den richtigen Einkauf kommt es an

Um die vielen heilkräftigen Wirkungen auch in vollem Umfang auszuschöpfen, sollten Sie nur qualitativ hochwertige Nahrungsmittel kaufen, also stets frische und naturbelassene Ware: Obst und Gemüse am besten aus kontrolliert biologischem Anbau, ebenso Vollkorngetreide und -getreideprodukte. Milch und Milchprodukte sollten nicht homogenisiert oder anderweitig behandelt worden sein. Verwenden Sie nur garantiert naturreinen Blütenhonig und keinen Kunsthonig.

In die Ferne schweifen?

Man soll nicht in die Ferne schweifen, wenn das Gute doch so nah liegt. Auch auf die reichhaltige Auswahl an heimischen Obst- und Gemüsearten ließe sich das bekannte Sprichwort anwenden. Wäre man also ganz konsequent, dürften hier nur einheimische Früchte Erwähnung finden. Doch nur in unseren Breiten beheimatete Obst- und Gemüsesorten zu nennen, hieße, auf so manches gesundheitlich sehr wertvolle Mittel der Apotheke des Obst- und Gemüsegartens zu verzichten: Die tropische Pflanzenvielfalt hält zum Teil wahre Vitamin- und Mineralstoffbomben bereit. Aus diesem Grund finden Sie im folgenden Kapitel auch einige Vertreter aus fernen Ländern; die Auswahl beschränkt sich dabei allerdings auf jene, die hierzulande problemlos erhältlich sind. Daneben gibt es jedoch noch viele andere ausländischen Früchte und Gemüse, die auf heimischen Märkten nur selten zu finden sind, aber ebenfalls einen hohen gesundheitlichen Wert besitzen. So beruhen beispielsweise zahllose heilkräftige Zubereitungen des Ayurveda, der traditionellen indischen Heilkunde, aber auch der traditionellen chinesischen Medizin auf in Asien heimischen Obst- und Gemüsearten. Auf Reisen in diese Länder sollten Sie sich deren Genuss nicht entgehen lassen – neben Ihrer Gesundheit wird auch Ihr Gaumen davon profitieren.

Um sicher zu gehen, dass diese Qualitätskriterien erfüllt sind, empfiehlt sich der Einkauf in Reformhäusern und Naturkostläden. Auch Bauern- oder Wochenmärkte sowie gut sortierte Lebensmittelketten bieten inzwischen sehr hochwertige (und meist auch etwas preiswertere) Waren an.

Die Apotheke des Obstgartens

Die intensive Erforschung unserer Nahrung brachte auch eine eingehendere Kenntnis über die oftmals erstaunlichen Heilkräfte von Früchten mit sich. Nicht selten findet dabei altbewährtes Heilwissen seine wissenschaftliche Bestätigung, in vielen Fällen handelt es sich dabei jedoch auch um Neuentdeckungen.

Ananas *(Ananas comosus)*

Einer der wichtigsten Inhaltsstoffe der Ananas ist das Bromelain, ein eiweißspaltendes Enzym, das nicht nur einem trägen Darm wieder auf die Sprünge hilft, sondern auch eine sehr hilfreiche Unterstützung auf dem Weg zur schlanken Linie ist – es fördert nämlich die Verdauung von Eiweiß und bewirkt, dass eiweißreiche Nahrungsmittel weniger zu Buche schlagen. Darüber hinaus birgt die Ananas eine Menge Vitamin C, Vitamin A und B sowie Eisen und Kalzium in sich.

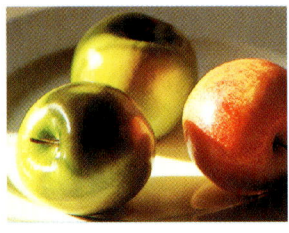

Die Vitaminbombe Ananas sollte möglichst reif genossen werden.

WIE WIRKEN ANANAS?

* Stärken die körpereigenen Abwehrkräfte
* Fördern die Verdauung und führen ab
* Sind hilfreich bei Gewichtsproblemen
* Beruhigen den Magen
* Regen den Appetit an
* Wirken harntreibend und entschlackend

Apfel *(Malus sylvestris)*

Der König der Früchte gilt seit Jahrhunderten als vielseitiges Heilmittel. Das alte Wissen um die heilkräftigen Wirkungen der paradiesischen Frucht hat inzwischen auch wissenschaftliche Bestätigung gefunden: Äpfel haben einen weitreichenden Einfluss auf den Gesamtstoffwechsel und können bei vielen Erkrankungen, z. B. bei rheumatischen Beschwerden, vorbeu-

Äpfel – die verkannten heimischen Schätze.

gend und lindernd wirken. Äpfel regulieren auch den Stuhlgang und können so zugleich Verstopfung wie auch Durchfälle beseitigen. Darüber hinaus wirken sie entgiftend, vor allem auf die Verdauungsorgane, reinigen das Blut und zeigen erstaunliche Heilerfolge bei Herz- und Kreislauferkrankungen, bei Nierenleiden und einem zu hohen Choleringehalt im Blut – nicht zu vergessen ihr hoher Gehalt an Vitaminen, Mineralstoffen und Spurenelementen. Alles in allem zählen Äpfel zu den für unsere Gesundheit wertvollsten Obstsorten .

Wissenschaftler nehmen an, dass der Apfel seine umfassenden Heilkräfte vor allem dem Pektin verdankt, einem Ballaststoff, der auch zum Gelieren verwendet wird.

WIE WIRKEN ÄPFEL?

* Regulieren den Stuhlgang
* Unterstützen die Aktivitäten des Stoffwechsels
* Senken den Cholesterinspiegel
* Wirken antiviral
* Beugen Herz- und Kreislauferkrankungen vor
* Stabilisieren den Blutzuckerspiegel (gut bei Diabetes)

Mit Äpfeln gegen den blauen Dunst – Studien zeigten, dass der reichliche Verzehr von Äpfeln die Lust auf Rauchen mindert. Starke Raucher haben nämlich meist eine Abneigung gegen Äpfel, da sie diese aufgrund des Nikotins im Körper nicht so richtig verdauen können.

Aprikose *(Prunus armeniaca)*

Im Himalaya, vor allem in Tibet, schätzt man die Aprikose seit langem als Quelle der Gesundheit und für ein langes Leben. Die Volksheilkunde im fernen Asien wie auch hierzulande empfiehlt die Früchte des Rosengewächses darüber hinaus bei einem trägen Darm, Magen- und Gallenbeschwerden, Gicht und Rheumatismus sowie zur Blutbildung. Aufgrund ihres hohen Gehalts an Vitamin A wirken Aprikosen auch belebend und stärkend bei körperlicher sowie geistiger Erschöpfung.

Aprikosen regen die Darmtätigkeit an, fördern die Blutbildung und entwässern. Sie enthalten hohe Mengen an Beta-Karotin, einer Vitamin-A-Form, die sich beim Einsatz gegen verschiedene Krebsformen, vor allem gegen den Lungenkrebs, den Kehlkopfkrebs und den Hautkrebs, bewährt hat.

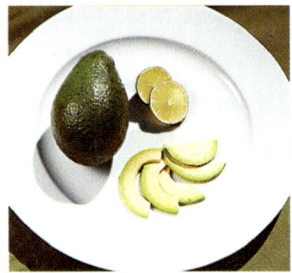

Die Avocado wurde, wie Grabfunde beweisen, schon vor 9000 Jahren in Mexiko angebaut.

Avocados sind wahre Multitalente, denn sie sind nicht nur sehr gesund, sondern finden auch vielfache Anwendung zu Schönheitszwecken.

Avocado *(Persea americana)*

Der zu den Lorbeergewächsen zählende Avocadobaum ist ursprünglich in Mexiko beheimatet, wo seine birnenförmigen Früchte bis heute Butter des Urwalds genannt werden – zu Recht, denn Avocados enthalten bis zu 30 Prozent Fett, überwiegend mehrfach ungesättigte Fettsäuren. Da sich diese – wie mehrfach wissenschaftlich bestätigt – positiv auf den Cholesterinspiegel auswirken, sind Avocados gut zur Vorbeugung von Herz-Kreislauf-Erkrankungen geeignet. Darüber hinaus enthalten die Früchte die Vitamine A, E und C sowie das Vitamin B6; letzteres macht sie zu einer wirkungsvollen Hilfe bei Stress, Nervosität und Schlafstörungen. Aber auch Kalzium, Eisen und Kalium sind reich verteten. Ihre Inhaltsstoffe machen die Urwaldbutter auch zu einem wertvollen Hautpflegemittel, das Sie als Basis für Masken und Hautcremes nutzen können. Hierzu eignet sich auch das aus dem Fruchtfleisch gewonnene Avocadoöl.

WIE WIRKEN AVOCADOS?

* Regulieren den Cholesterinspiegel
* Fördern die Verdauung
* Wirken lindernd bei übersäuertem Magen
* Lindern Menstruationsbeschwerden
* Helfen bei Stress, Nervosität und Schlafstörungen

Banane *(Musa paradisiaca)*

Die krumme Frucht besitzt für Gesunde wie für Kranke einzigartige Qualitäten. Denn kaum eine andere Obstart ist so reich an Kalium, Kalzium, Magnesium und Phosphor wie die Banane. Die Liste von Beschwerden, die durch Bananen gelindert oder beseitigt werden, ist lang: Durchfall, Bauchweh und Magenkrämpfe, Dickdarmentzündungen, Appetitlosigkeit, körperliche und geistige Schwäche. Aber auch an gesunden Tagen gibt eine Banane als Zwischenmahlzeit wieder frische Kraft und sättigt, ohne zu belasten. Durch ihren hohen Gehalt an Magnesium und Kalzium stärkt sie die Nerven und schützt den Körper vor den Folgen eines stressreichen Alltags. Bananen sollten Sie übrigens nie im Kühlschrank aufbewahren.

Mit einer Bananenkur, bei der Sie täglich nur fünf kleine oder drei große Bananen mit etwas Milch zu sich nehmen, können Sie chronische Magen- und Darmerkrankungen rasch auskurieren.

WIE WIRKEN BANANEN?

* Stärken strapazierte Nerven und bringen schnell verbrauchte Energien zurück
* Schützen die Magenschleimhäute und können Magenerkrankun-
gen (u. a. Gastritis) vorbeugen
* Wirken Blähungen und anderen Verdauungsstörungen entgegen
* Tragen zur Senkung des Cholesterinspiegels bei

Dattel (*Phoenix dactylifera*)

Da überwiegend in Trockengebieten und Wüstenregionen beheimatet, werden Datteln von den Bewohnern dieser Gegenden auch Wüstenbrot genannt. Nicht umsonst, denn die nahrhaften süßen Früchtchen haben es wahrhaft in sich: Bereits vier Datteln genügen, um den täglichen Eisenbedarf zu decken. Das gleiche gilt für das Vitamin B 12, das sonst überwiegend in tierischen Nahrungsmitteln zu finden ist. Über dies enthalten Datteln auch viel Vitamin D, Kalium und Phosphor.

Die Dattel verfügt außerdem über seltene B-Vitamine und ist sehr gut verdaulich. Sie hat blutdrucksenkende und beruhigende Wirkung, wirkt lindernd auf die Darmschleimhaut und reguliert die Darmtätigkeit. Datteln wirken schleimlösend und lindern deshalb trockenen Husten und Bronchialasthma. Dabei sind sie sehr nahrhaft; 100 Gramm Datteln haben etwa 300 Kalorien.

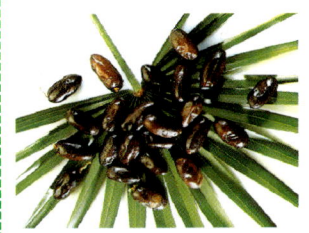

Die Dattelpalme ist eine uralte Kulturpflanze. Bereits im alten Babylon, später auch im Land am Nil, in Ägypten, waren ihre süßen, braunen Früchte aus dem täglichen Speiseplan nicht wegzudenken.

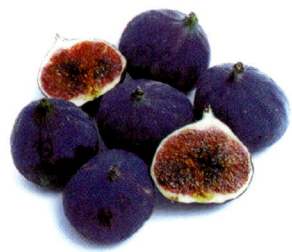

Feigen – diese köstlichen Früchte aus dem Mittelmeerraum schmecken frisch am besten.

»Feigen sind ein Mittel zur Genesung und die beste Nahrung für Menschen, die von langer Krankheit geschwächt sind«

Plinius der Ältere, römischer Arzt und Naturforscher (23–79 n. Chr.)

Feige *(Ficus carica)*

Seit Jahrtausenden werden die süßen Früchte zur Behandlung von Verstopfung, Hämorrhoiden, Hautausschlägen und entzündeten Wunden sowie zur allgemeinen Stärkung verordnet. Eine Reihe von Überlieferungen deuten darauf hin, dass Feigen auch gegen Tumorerkrankungen eingesetzt wurden. Wissenschaftler haben vor kurzem einen krebshemmenden Stoff aus Feigen isoliert; weitere Untersuchungen werden die schon in der Antike vermutete krebsschützende Wirkung unter Umständen bestätigen. Gesichert ist jedoch die ebenfalls altbekannte Tatsache, dass der Saft der Feigen Bakterien und Würmer abtöten kann. Feigen sind reich an Fruchtzucker, an Provitamin A sowie an Kalzium, Magnesium, Kalium und Eisen. Sowohl frisch als auch getrocknet entfalten die süßen Früchte eine anregende Wirkung auf die Darmaktivität und sind eine entsprechend wirksame Hilfe bei Verstopfung. Dies führt die Wissenschaft auf erst kürzlich entdeckte Enzyme, die so genannten Ficine, zurück. Sie ähneln in ihrer Wirkung dem in unserem Magen vorkommenden Enzym Pepsin sowie dem Papaya-Enzym Papain und unterstützen wie diese die Verdauung.

WIE WIRKEN FEIGEN?

* Sind mild abführend
* Wirken antibakteriell
* Schützen unter Umständen vor Krebs

Grapefruit *(Citrus paradisi)*

Auch Paradiesäpfel genannt, haben sich Grapefruits aus Pampelmusen heraus entwickelt. Ihr herb-süßer Geschmack und ihr immenser Vitamin-C-Gehalt verhelfen diesen Zitrusfrüchten zu einer immer größeren Beliebtheit. Vor allem Kalorienbewusste essen sie sehr gern, denn Grapefruits wirken aufgrund eines Enzyms stark anregend auf Stoffwechsel und Verdauung (besonders morgens auf nüchternen Magen genossen), liefern wertvolle Vitamine und sind kalorienarm. Die rosafarbenen Grapefruits sind milder und größer als die gelben.

Doch nicht nur die schlanke Linie, auch Herz und Kreislauf profitieren von dem regelmäßigen Genuss der Paradiesäpfel: Sie enthalten Wirkstoffe, die den Cholesterinspiegel senken, und Herz- und Gefäßerkrankungen vorbeugen. Darüber hinaus können Grapefruits aufgrund ihres hohen Gehaltes an Vitamin C auch das Krebsrisiko verringern, denn dieses Vitamin ist ein starkes Antioxidans und schützt so den Körper vor dem Einfluss krebserzeugender Faktoren.

Neben der bekannten Grapefruit fällt in letzter Zeit die Pomelo immer mehr auf. Diese große Zitrusfrucht ist milder als die Grapefruit, schmeckt aber nicht weniger interessant und lässt sich vielseitig verwenden.

WIE WIRKEN GRAPEFRUITS?

* Senken den Cholesterinspiegel im Blut
* Schützen Herz und Blutgefäße
* Scheinen das Krebsrisiko zu verringern
* Sind regelrechte Vitamin-C-Bomben (eine Grapefruit deckt den Tagesbedarf an Vitamin C)
* Regen Stoffwechsel und Verdauung an

Heidelbeere *(Vaccinium myrtillus)*

Ob als Mus, Marmelade oder pur mit Milch und Zucker gegessen – Heidelbeeren sind aufgrund ihrer vielen wertvollen Vitamine und Mineralstoffe eine leckere Speise und gesunde Nahrung zur Vorbeugung und Linderung vieler Beschwerden zugleich. Haupteinsatz finden die frischen oder getrockneten Beeren wegen ihres hohen Gerbstoffgehalts als Durchfallmittel. Die moderne Wissenschaft hat viele der althergebrachten Verwendungsweisen der Heidelbeere inzwischen bestätigt. So auch den Rat, bei Blasenentzündungen reichlich Heidelbeeren zu essen: Diese enthalten, ebenso wie Preiselbeeren, Verbin-

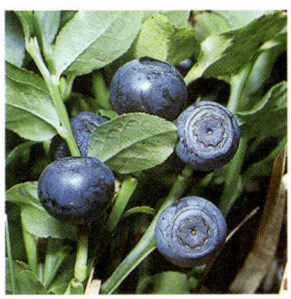

Zu Recht sagt man der Heidelbeere nach, dass sie die Sehkraft stärkt.

Der blaue Farbstoff der Heidelbeere, Myrtillin, ein Flavon, ist zusammen mit Vitamin C und Eisen Blut bildend.

dungen, die die infektiösen Bakterien daran hindern, sich an den Zellwänden des Harntrakts und der Blase anzusiedeln und so einer Infektion entgegen wirken.

Außerdem helfen die in Heidelbeeren vorhandenen Wirkstoffe, die Blutgefäße vor den zerstörerischen Ablagerungen zu schützen, wie sie für die Arteriosklerose, die Arterienverkalkung, typisch sind. Heidelbeeren beugen also Herzinfarkten und Schlaganfällen vor.

Johannisbeere *(Ribes)*

Den Saft aus schwarzen Johannisbeeren setzten schon unsere Großmütter wirksam bei akuten Durchfallerkrankungen, bei Heiserkeit, zum Senken von Fieber sowie zur Vorbeugung gegen Erkältungskrankheiten ein. Neue Untersuchungen bestätigen dieses alte Wissen. Denn man hat entdeckt, dass schwarze Johannisbeeren Substanzen enthalten, die Magen- und Darminfektionen entgegenwirken und das Wachstum von Bakterien, vor allem von Escherichia coli, hemmen.

WIE WIRKEN JOHANNISBEEREN?

* Sind sehr Vitamin-C-haltig
* Stärken die Abwehrkräfte
* Lindern Durchfall
* Wirken fiebersenkend
* Sind antikakteriell und antiviral

Kiwis, die herben Vitaminbomben aus Neuseeland.

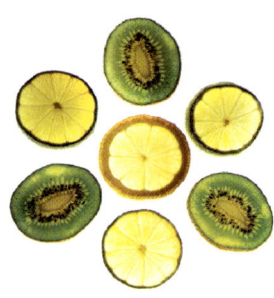

Kiwi *(Actinidia chinensis)*

Die pelzigen Vitaminbomben haben ihren Namen dem Wappen- und Nationalvogel ihrer Heimat Neuseeland zu verdanken. Unter der pelzigen braunen Schale verbergen sich eine Menge wertvoller Stoffe für die Gesundheit – allen voran Vitamin C. Kiwis gehören mit zu den Vitamin-C-reichsten Früchten überhaupt und besitzen eine entsprechend gute immunstimulierende Wirkung. Aber auch ihr Gehalt an Kalium, Eisen und Kalzium ist nicht zu verachten. Pluspunkte: Kiwis sind kalorienarm und leicht verdaulich.

Kiwis enthalten außerdem Gerbsäure und das eiweißspaltende Enzym Actinicin; deshalb ist bei einer Kombination aus Kiwis und Milch bzw. Milchprodukten damit zu rechnen, dass die Milch ausflockt bzw. der Quark oder Jogurt stark wässert. In der letzten Zeit sind leider immer öfter Allergien gegen die braunen Früchte bekannt geworden.

Mango *(Mangifera indica)*

Ihr botanischer Name lässt es schon vermuten: Die Mango ist die Frucht der Inder, denn zum einen dient sie der Bevölkerung des indischen Subkontinents schon seit über 6000 Jahren als Grundnahrungsmittel, zum anderen ist sie eng mit der indischen Mythologie verbunden. Man verordnet sie zur Linderung von Dickdarmentzündungen, zur Blutbildung, zur Anregung von Appetit und Verdauung, zur Stärkung sowie zur Klärung des Teints. Das orangefarbene Fruchtfleisch enthält von allen Obstsorten am meisten Vitamin A; aber auch mit ihrem Vitamin-C-Gehalt muss sich die Mango nicht verstecken.

Ob grün oder vollreif, Mangos – hier umringt von verschiedenen anderen exotischen Obstsorten – sind so oder so ein Geschmackserlebnis.

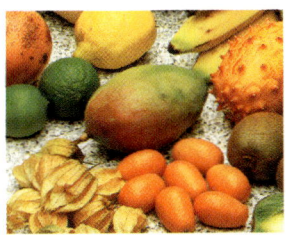

Mangos sollten wie Bananen nie im Kühlschrank aufbewahrt werden, sondern immer bei Küchentemperatur nachreifen dürfen. Vermeiden Sie Mangoflecken auf Tischtüchern, Servietten und Kleidung; sie lassen sich nicht mehr entfernen.

WIE WIRKEN MANGOS?

* Enthalten viel Vitamin A
* Wirken stärkend und blutbildend
* Klären und pflegen die Haut
* Lindern Nieren- und Dickdarmentzündungen

Orange *(Citrus sinensis)*

Der Chinaapfel – wie die Orange früher auch genannt wurde – wird seit mehreren Jahrtausenden im Reich der Mitte angebaut. Erst um 1400 gelangten die vitaminreichen Früchte nach Europa, wo sie in kürzester Zeit große Beliebtheit erlangten, – als erfrischende Neuigkeit im Obstkorb wie zu heilsamen Zwecken. Schon früh erkannte man die vorbeugende und heilende Kraft von Orangen bei Erkältungen, Durchfall und infektiösen Erkrankungen sowie ihre verdauungsfördernde Wirkung.

Orangen enthalten einen verhältnismäßig hohen Anteil an Selen, das die Abwehrkräfte stärkt, und sind natürlich reich an Vitamin C. Neben der klassischen Heilwirkung bei Erkältungskrankheiten wirkt Vitamin C auch als krebshemmender Stoff, da es den Nitrosaminen entgegenwirkt, die stark krebsfördernd sind. Das Pektin, das vor allem in Orangenschalen und -häuten zu finden ist, wirkt senkend auf den Blutcholesterinspiegel.

Papaya *(Carica papaya)*

Papayas, die Melonen der Tropen, stammen ursprünglich aus Mittelamerika und Mexiko. Papayas sanieren die Darmflora und wirken antibakteriell; daher verordneten sie die Heiler der Mayas und Azteken mit etwas Salz vermischt gegen Durchfallerkrankungen – lange bevor diese Wirkungen wissenschaftlich erwiesen waren.

Das Besondere an der Papaya ist das Papain, ein in Frucht und Blättern enthaltenes Enzym, das Eiweiß spaltet und die Verdauung unterstützt. Diese Kombination – die leicht abführende Wirkung und das Papain – machen die Papaya zur idealen Frucht auch für Kalorienbewusste.

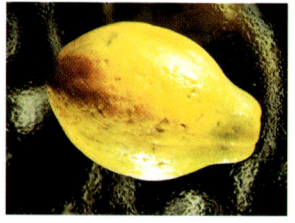

Reife Papayas, zum Frühstück genossen, regen die Verdauung an. Außerdem sind die Früchte reich an Vitaminen.

Die eiweißabbauende Wirkung von Papain nutzt man in den Tropen bis heute auch zum Weichmachen von Fleisch, indem man dieses in Papaya-Blätter einwickelt.

WIE WIRKEN PAPAYAS?

* Regen die Darmtätigkeit an und wirken leicht abführend
* Fördern die Verdauung, insbesondere von Eiweiß
* Wirken heilend bei Erkrankungen von Magen und Darm
* Sind ein wirksames Wurmmittel

Pflaume *(Prunus domestica)*

Mit Alexander dem Großen kamen die Pflaumen nach Europa, denn er brachte einige Pflaumenbäume von seinen Kriegszügen aus Persien mit zurück nach Griechenland. Das Beste an der Pflaume dürfte ihre stark verdauungsfördernde Wirkung sein – wessen Darm nicht so recht in Schwung kommt, kann ihn mit Hilfe dieser Früchte aktivieren.

WIE WIRKEN PFLAUMEN?

❋ Regen Verdauung und Appetit an

❋ Sind abführend und eine Hilfe bei Verstopfung

Weintraube *(Vitis vinifera)*

Der Wein zählt zu den ältesten in Gartenkultur angebauten Pflanzen. Seit dem 4. Jahrtausend v. Chr. ist seine Kultivierung in Ägypten anhand zahlreicher Grabinschriften und schriftlicher Anweisungen zu seinem Anbau belegt. Doch nicht nur dort schätzte man die Früchte des Weinstocks – auch in anderen Epochen und Kulturen wurden die wohltuenden Kräfte der Trauben in Liedern und Versen gerühmt. Die Weintraube ist reich an Traubenzucker (Glukose), der direkt ins Blut geht und so als blitzschneller Energielieferant wirkt. In körperlichen wie geistigen Stresssituationen sind Weintrauben also wichtige Helfer. Sie regen außerdem den Appetit und die Verdauung an, wirken sanft abführend und sind somit ein natürliches und wichtiges Mittel bei Verstopfungsbeschwerden.

Wein – in Maßen höchst gesund

Äußerlich wie innerlich angewendet zählt Wein zu den ältesten Heilmitteln – im antiken Griechenland diente er als Antiseptikum zum Reinigen von Wunden, die alten Ägypter (– ohnehin Freunde eines guten Tropfens) setzten ihn unter anderem zur

»Nimm Pflaumen für des Alters morsche Last, denn sie pflegen zu lösen den hartgespannten Bauch.«
Soweit Martial, ein antiker römischer Dichter, zur regulierenden Wirkung auf den Stuhlgang.

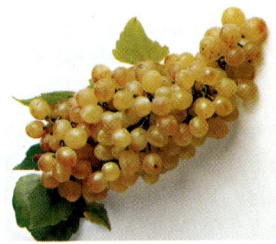

Der Inbegriff der Kulturfrucht ist die Weintraube, die schon seit Jahrtausenden den Menschen zu Diensten ist.

Übrigens, Wein ist kein solcher Dickmacher, wie oft angenommen wird: In Maßen genossen, beschleunigt er die Stoffwechselaktivitäten und regt die Verdauung an. Dazu kommt, dass der Körper Kalorien aus Wein nicht so bereitwillig in Fett umwandelt wie andere Kalorien.

Darmreinigung, gegen Bandwürmer und bei Appetit- und Schlaflosigkeit ein.

Seit geraumer Zeit ist das alte Wissen nun auch von wissenschaftlicher Seite belegt – was alle Weinliebhaber freuen wird: Trauben in ihrer »geistig-flüssigen« Form können heilkräftige Wirkungen entfalten. Zum einen ist Wein ein starkes Antiseptikum, denn er hemmt das Wachstum von Bakterien und anderen schädlichen Keimen. Zum anderen setzt Wein (allerdings nur Rotwein) das Risiko von Herz-Kreislauf-Erkrankungen deutlich herab, denn er reduziert den Gehalt an schlechtem LDL-Cholesterin und regt die Durchblutung an. Interessant in diesem Zusammenhang ist das sogenannte french paradoxon: In Südfrankreich ist die Rate an Herz-Kreislauf-Erkrankungen niedriger als in anderen Ländern. Und das, obwohl die Franzosen gerne und regelmäßig Wein trinken und häufig rauchen. Studien haben das Rätsel gelöst: Zwischen (Rot-)Weinkonsum und dem Risiko für Herz-Kreislauf-Erkrankungen besteht ein deutlicher Zusammenhang.

WIE WIRKT WEIN?

* Wirkt antibakteriell
* Senkt das schädliche LDL-Cholesterin
* Verringert das Risiko für Herz-Kreislauf-Erkrankungen
* Regt Stoffwechsel und Appetit an

»Unter den Getränken ist Wein das nützlichste, unter den Arzneimitteln das süßeste und unter den Speisen das angenehmste.«

Plutarch in seinen Gesundheitsempfehlungen (um 100 v. Chr.)

Bei allen guten Kräften dürfen jedoch die Gefahren nicht außer Acht gelassen werden. Im Übermaß getrunken, kann Wein zu großen gesundheitlichen Schäden führen, denn: »Erst die Dosis macht das Gift.« Um in den Genuss der genannten positiven Wirkungen zu kommen, empfehlen die Wissenschaftler ein bis zwei Gläser (0,2 Liter) täglich – aber auf keinen Fall mehr; Frauen sollten generell weniger trinken.

Zitrone *(Citrus limon)*

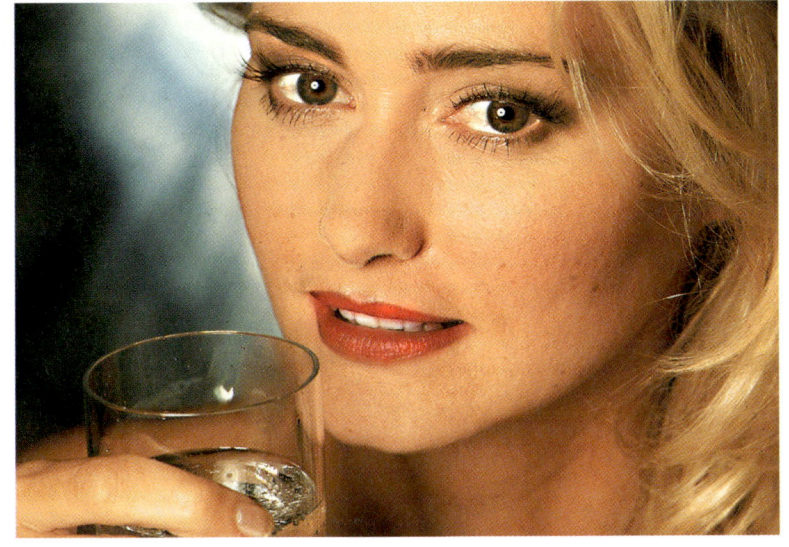

Morgens ein Glas Mineralwasser mit etwas Zitronensaft versorgt den Körper mit Vitaminen und macht Sie fit für den Tag.

Das Ansehen der Zitrone als umfassend gesundheitsfördernde Frucht hat sich über die Jahrhunderte erhalten. Bis heute gilt: Sauer macht nicht nur lustig, sondern auch gesund. Zitronen regen durch das enthaltene Vitamin C intensiv den Zellstoffwechsel an und halten so vor allem Herz und Kreislauf, aber auch alle anderen Organe des Körpers gesund. Im Ayurveda, der indischen Volksheilkunde, gilt Zitronensaft darüber hinaus als wertvolles Stärkungsmittel – frühmorgens ein Glas Wasser mit einem Teelöffel Saft getrunken – das gibt Kraft für den Tag.

Zitronensäure bringt die Magensäfte zum Fließen, stimuliert die Verdauungsdrüsen und hilft so gegen Blähungen und Bauchkrämpfe.

WIE WIRKEN ZITRONEN?

* Sind reich an Vitamin C
* Stimulieren die Abwehrkräfte
* Lindern Erkältungen und Halsschmerzen
* Wirken appetitanregend, schweißtreibend und entwässernd
* Klären unreine und fette Haut

Gesundheit aus dem Gemüsegarten

Besonders Vitamin A und C sowie Karotin und Ballaststoffe spielen – wie jüngste Forschungsergebnisse belegen – eine wichtige Rolle bei der Verhütung von Krebs.

Zahlreiche Dokumente belegen, dass Gemüse seit der Antike nicht nur bei der täglichen Ernährung, sondern – innerlich wie äußerlich angewendet – auch bei heilkräftigen Zwecken eine wichtige Rolle gespielt hat. Und das aus gutem Grund, denn die verschiedenen Gemüsesorten leisten, neben ihrer kulinarischen Bereicherung, durch ihren Reichtum an wertvollen Vitaminen, Mineralstoffen und Spurenelementen, ihren hohen Ballaststoff-, aber geringen Kaloriengehalt einen immensen Beitrag zur Erhaltung und Wiederherstellung der Gesundheit. Wer regelmäßig Gemüse zu sich nimmt, stärkt seine körpereigenen Abwehrkräfte und wird damit widerstandsfähiger gegen Krankheiten aller Art.

FRISCH UND SCHONEND ZUBEREITET

Servieren Sie Gemüse immer so frisch wie möglich. Um die wertvollen Inhaltsstoffe weitestgehend zu erhalten, sollte es schonend zubereitet werden – am besten in wenig Wasser gedünstet oder kurz gegart. Keinesfalls darf man es langen Kochprozeduren unterziehen. Denn durch Hitze, aber auch durch Licht und Wasser gehen viele Vitamine, vor allem das Vitamin C, verloren. Auch beim Putzen ist Zurückhaltung geboten; Gemüse sollte man gründlich, aber nur kurz waschen und nur das Nötigste entfernen.

Artischocke *(Cynara scolymus)*

Die Blüten des aus Ägypten nach Europa eingeführten Distelgewächses haben eine lange Tradition – sowohl als exklusives Nahrungsmittel des Adels als auch als heilkräftige Arznei. Von besonderem Heilwert sind die Blätter und Wurzeln: Sie werden zur Herstellung von Artischockenextrakt, -dragees und -saft genutzt – Zubereitungen, die Leber und Nieren anregen und, wie kürzlich entdeckt, den Fettgehalt im Blut regulieren, überschüssiges Fett im Körper abbauen helfen und den Blutdruck normalisieren. Darüber hinaus fördern die Wirkstoffe der Artischocke die Durchblutung und die Entgiftung des Körpers. Doch auch die essbaren Teile der Artischocke besitzen diese Effekte – wenn auch nicht ganz so ausgeprägt.

Italienische Mediziner empfehlen, das Kochwasser von Artischocken aufzuheben und tagsüber schluckweise, eventuell mit etwas Honig gesüßt, zu trinken; es enthält wertvolle Bitter- und Gerbstoffe.

WIE WIRKEN ARTISCHOCKEN?

* Regulieren den Blutfettspiegel
* Helfen überschüssiges Fett abzubauen
* Regen Durchblutung, Stoffwechsel und
* Entschlackung des Körpers an
* Normalisieren den Blutdruck
* Stärken Leber und Nieren

Brokkoli (*Brassica oleracea*)

Erst seit einigen Jahren findet sich dieser enge Verwandte des Blumenkohls wieder häufig auf den Speisekarten und im Sortiment der Gemüsehändler. Das ist auch gut so, denn Brokkoli – auch Spargelkohl genannt – ist unter den Gemüsen einer der Spitzenreiter hinsichtlich des gesundheitlichen Wertes. Das Erstaunlichste ist seine vorbeugende Wirkung gegen Krebs, denn er enthält drei verschiedene Stoffe, die nachweislich krebshemmend wirken. Zudem sind die grünen Röschen extrem reich an Kalzium, Kalium, Vitamin C und an den Vitaminen der B-Gruppe.

Das im Brokkoli enthaltene Kalzium stärkt die Knochen und wirkt so der Osteoporose entgegen. Seine entgiftende und zellerneuernde Wirkung macht ihn bei Schlankheits- und Entschlackungskuren unersetzlich, seine Bitterstoffe stärken die Verdauungsdrüsen und fördern Stoffwechsel und Verdauung.

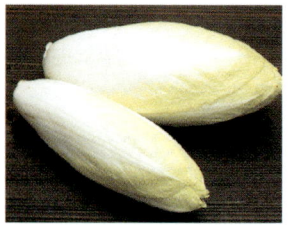

Chicorée sollte immer kühl und dunkel gelagert werden, damit er nicht grün wird.

Chikorée *(Cichorium intybus)*

Wegen seines delikaten, leicht bitteren Geschmacks und seiner vielseitigen Verwendbarkeit hat sich Chikorée einen festen Platz in unseren Küchen erobert. Für seinen Geschmack ist der hohe Gehalt an Bitterstoffen verantwortlich, die Leber, Galle und Darm stärken, Magen und Milz anregen und die Verdauung ähnlich gut fördern wie ein Magenbitter. Da Chikorée reich an Kalium ist, wirkt er zudem entwässernd und entschlackend. Chikorée ist außerdem sehr reich an Vitamin C und den B-Vitaminen, und er enthält neben Kalium so wichtige Mineralien wie Kalzium, Magnesium, Phosphat und Eisen. Gerade in der salatarmen Zeit im Winter und Frühjahr ist er eine wichtige Ergänzung des Speisezettels.

»Denn wer Fenchel oder seinen Samen täglich nüchtern ißt, der unterdrückt den üblen Geruch seines Atems, und der bringt seine Augen zu klarem Sehen. … Sogar ein Mensch, den die Melancholie plagt, der zerstoße Fenchel zu Saft, und er salbe oft Stirn, Schläfen, Brust und Magen, und die Melancholie in ihm wird weichen.«

Hildegard von Bingen in ihrem Buch »Physica«

Fenchel *(Foeniculum dulce)*

Fenchel war schon im Altertum ein überaus beliebtes Gemüse. Der wichtigste Wirkstoff der rundum heilsamen Knolle ist – neben sehr viel Eisen, Kalium und Kalzium – das Fenkool, das ätherische Öl der Fenchelfrüchte. Es sorgt für die durchblutungsfördernde Wirkung und macht den Fenchel zu einem beliebten Hausmittel gegen Blähungen und Verdauungsbeschwerden. Dass Fenchel auch gegen Kopfschmerzen und sogar besser als Kamillentee gegen Augenentzündungen hilft, ist dagegen weniger bekannt. Auch bei einer Reihe von Erkältungskrankheiten wie Bronchitis, Husten, Keuchhusten sowie bei Asthma unterstützt Fenchel aufgrund der auswurffördernden Wirkung seines Öls die Heilung.

WIE WIRKT FENCHEL?

* Hilft bei Blähungen und regt die Verdauung an
* Fördert die Durchblutung
* Beruhigt gereizte Nerven
* Fördert den Auswurf und löst Schleim

Grüne Bohne *(Phaseolus vulgaris)*

Die grüne Bohne kam mit den Spaniern im 16. Jahrhundert aus Amerika zu uns nach Europa. Sie ist ein gesundheitlich hochinteressantes Gemüse, denn außer Chlorophyll, Mineralstoffen wie Eisen, Kalium, Kalzium, Magensium und Phosphor sowie Vitamin C enthält sie Stoffe, die ähnlich wie das Hormon Insulin wirken. Diese Glukokinine befinden sich in den Schalen der grünen Bohnen und sind, z. B. in Form von Tee genossen, sehr wirksam gegen Diabetes. Darüber hinaus vermag ein Bohnenschalentee Harnsäure zu hemmen, dadurch rheumatische und arthritische Beschwerden zu lindern und sogar Harnsteine aufzulösen. Bohnen besitzen auch einen pektinähnlichen Stoff, der hilft, den Cholesterinspiegel zu senken. Die ebenso enthaltene Nikotinsäure aktiviert viele wichtige Enzyme im Körper.

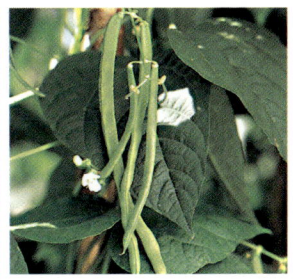

Grüne Stangen- oder Buschbohnen lassen sich ganz einfach im eigenen Garten ziehen.

WIE WIRKEN GRÜNE BOHNEN?

* Senken das LDL-Cholesterin
* Regulieren den Blutzuckerspiegel
* Haben eine insulinähnliche Wirkung (gut bei Diabetes)
* Wirken blutdrucksenkend
* Regulieren die Darmfunktionen und beugen Darmerkrankungen vor
* Regen die Blutbildung an

Essen Sie Bohnen nie roh, denn sie enthalten Giftstoffe, die durch 15-minütiges Kochen unschädlich gemacht werden.

Gurke *(Cucumis sativus)*

Hierzulande ist die Gurke erst um 1500 eingebürgert worden, erfreut sich seither jedoch großer Beliebtheit – außer zu kulinarischen Zwecken vor allem zur Schönheitspflege. Denn Gurken enthalten Stoffe, die die Haut glätten und straffen: Schleimstoffe, Enzyme, Vitamin C, Karotin, Pektin, Mineralstoffe und Spurenelemente. Daneben besitzt das Kürbisgewächs eine stuhlregulierende und harntreibende Wirkung, die bei allen Beschwerden im Zusammenhang mit einem Übermaß an Harnsäure, etwa bei Gicht, Nieren- und Blasensteinen sowie rheumatischen Erkrankungen, günstig ist. Da Gurken insulinähnliche Stoffe enthalten, sind sie auch gut für Diabetiker.

WIE WIRKEN GURKEN?

* Entwässern, entschlacken und entgiften
* Wirken harntreibend und regen die Darmaktivität an

* Reinigen, glätten und pflegen die Haut
* Regulieren den Blutdruck
* Wirken fiebersenkend

Hülsenfrüchte

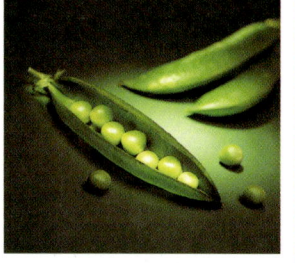

Hülsenfrüchte wie Erbsen sind schon lange kein verschmähtes Arme-Leute-Gericht mehr.

»Die Gurken … bringen die Bitterkeit der Säfte in den Menschen in Bewegung.«
Hildegard von Bingen in ihrem Buch »Physica«

Unter dem Begriff Hülsenfrüchte werden Bohnen, Erbsen, Linsen, Kichererbsen und Sojabohnen zusammengefasst. Ihr reichlicher Eiweißgehalt hat ihnen im Zuge unserer gesundheitsbewussteren Ernährung wieder neue Popularität verliehen, können Sie doch ein guter Ersatz für Fleisch und Wurst sein. Weitere wertvolle Inhaltsstoffe sind Eisen, Phosphor, Kalium, Magnesium und Kalzium. Der einzige Nachteil ist ihre blähende Wirkung – diesem Übel lässt sich jedoch durch Einweichen in Wasser und entblähende Gewürze begegnen.

Erst die Kombination aus Hülsenfrüchten mit Getreide (Reis, Weizen, Mais) verhilft den Leguminosen zu vollem Nährwert, denn ihnen fehlen einige Eiweißbausteine, die im Getreide zu finden sind. Die Hülsenfrüchte ihrerseits steuern die wichtigen Aminosäuren bei, die dem Getreide fehlen. Hülsenfrüchte haben einen enorm hohen Ballaststoffanteil, gleichzeitig aber nur ein bis zwei Prozent Fett und besonders langkettige Kohlenhydrate, insgesamt also relativ wenig Kalorien. Sie stellen daher ein wichtiges und oftmals unterschätztes Nahrungsmittel dar, gerade auch für Diabetiker und Vegetarier.

Karotte *(Daucus carota)*

Karotten gelten seit alters als wichtige Vitamin-, Mineralstoff- und Spurenelementlieferanten. Allen voran sei hier das Vitamin A genannt, das die Karotte weithin als bestes Mittel gegen Sehschwäche und Lichtempfindlichkeit der Augen bekannt gemacht hat. Karotten können aber auch Sodbrennen lindern und das Gedächtnis stärken.

Doch die orangefarbenen Wurzeln können noch mehr: Sie fördern die Blutbildung, unterstützen die Hautfunktionen und steigern die Abwehrkäfte. Darüber hinaus senken sie durch ihre Pektine den Cholesterinspiegel und können durch ihren Karotingehalt Krebserkrankungen vorbeugen.

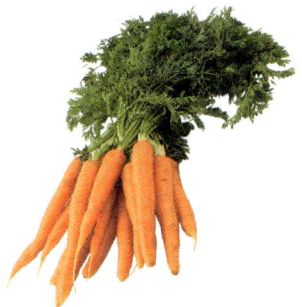

Karotten, möglichst aus biologischem Anbau, schmecken frisch am besten und sind dann auch am gesündesten.

WIE WIRKEN KAROTTEN?

* Sind sehr reich an Karotin (100 Gramm decken den Tagesbedarf eines Erwachsenen)
* Stärken die Sehkraft
* Pflegen die Darmflora
* Senken den Cholesterinspiegel
* Fördern die geistige Leistungskraft und die Abwehrkräfte
* Schützen vor Krebs

Kartoffel *(Solanum tuberosum)*

Die Kartoffel, obwohl erst vor etwas über 200 Jahren aus Amerika bei uns eingebürgert, hat sich schnell einen festen Platz auf unserem täglichen Speiseplan erobert. Dies verdankt sie nicht nur ihrem hohen Sättigungswert, ihrem günstigen Preis und ihrem Wohlgeschmack, sondern auch ihren wertvollen Inhaltsstoffen. Neben hochwertigem pflanzlichen Eiweiß enthält die gesunde Knolle große Mengen an Vitamin A, B-Vitaminen und an Vitamin C, weswegen man sie auch Zitrone des Nordens nennt. Außerdem enthält sie beachtenswerte Mengen an Fluorid (gegen Karies), Kupfer, Zink und Kobalt.

Bei Sodbrennen trinken Sie einnen Viertelliter frischen Karottensaft; zum Auffrischen der geistigen Leistungskraft mischen Sie eine halbe Tasse frischen Karottensaft mit der gleichen Menge Vollmilch.

Hartnäckigen Vor-urteilen zum Trotz machen Kartoffeln nicht dick. Durch ihren hohen Ballast-stoffgehalt sättigen sie schnell, regen die Verdauung an und haben dabei nur sehr wenig Kalorien; zum Abnehmen sind sie geradezu ideal.

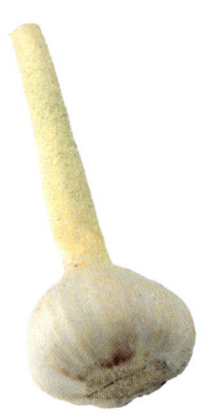

Der Minuspunkt des Knoblauchs, sein intensiver Geruch, lässt sich durch Kochen in Milch oder Einle-gen in Öl mildern. Auch das Ent-fernen des Keim-lings reduziert den Knofelduft.

Weil Kartoffeln viel Kalium enthalten, wirken sie entwässernd, was man gezielt an »Kartoffeltagen« nutzen kann, um neben Schlackenstoffen auch überflüssige Pfunde los zu werden. Da sich die wichtigsten Stoffe der Kartoffel direkt unter der Schale befinden, ist es am gesündesten, sie ungeschält zu kochen.

WIE WIRKEN KARTOFFELN?

* Sind vitamin- und mine-ralstoffreich
* Wirken blutdrucksen-kend
* Entwässern und regen die Ausscheidung von Schadstoffen an
* Fördern die Verdauung

Knoblauch *(Alium sativum)*

Über die heilkräftige Wirkung dieser uralten Kulturpflanze ließe sich ein ganzes Buch füllen – gemeinsam mit seiner Ver-wandten, der Zwiebel, hat sich der »Knofel« seit Jahrtausenden als Heilmittel gegen zahllose Beschwerden bewährt. Über kaum ein anderes Gewächs finden sich so viele Anmerkungen über ihren medizinischen Wert wie über den Knoblauch. Die Heil-kundigen aller Epochen und Kulturen schätzten und verordne-ten ihn bei Erkältungen, Kopfschmerzen, Magen-Darm-Störun-gen, Appetitlosigkeit, Rheumatismus, Herzleiden, gegen hohen Blutdruck, zum Abführen usw.

Viele der Überlieferungen über die Heilkraft des Knoblauchs haben inzwischen ihre wissenschaftliche Legitimation gefun-den. So beispielsweise, dass der regelmäßige Genuss von Knob-lauch den Blutdruck sowie den Cholesterinspiegel senken und auf diese Weise Herz-Kreislauf-Erkrankungen wie vor allem Arteriosklerose vorbeugen kann. Auch seine antibakteriellen (bedingt durch den Wirkstoff Allizin) und abwehrsteigernden Eigenschaften sind inzwischen bewiesen. Daneben wurden im Knoblauch auch Substanzen gefunden, die Krebs vorbeugen.

WIE WIRKT KNOBLAUCH?

* Wirkt antibakteriell sowie viren- und pilzabtötend
* Stärkt die Abwehrkräfte
* Lindert Verdauungsbeschwerden und desinfiziert den Darm
* Senkt Blutdruck und Cholesterinspiegel
* Verdünnt das Blut und schützt Herz und Kreislauf
* Kann Krebs vorbeugen
* Entgiftet und durchblutet

Frisches Obst verdirbt nicht so schnell, wenn man einige frische Knoblauchzehen in die Obstschale legt.

Meerrettich *(Armoracia rusticana)*

Der Kren zählt ebenso wie Knoblauch und Zwiebeln zu den Antibiotika aus der Küche. Diese bakterienfeindliche Wirkung und seine Schärfe verdankt er dem Senföl. Dieses Öl lindert auch Bronchitis und Husten, denn es löst Schleim aus den Atemwegen und lindert Hustenreiz. Da Meerrettich viel Vitamin C enthält, stärkt er auch die Abwehrkräfte.

Meerrettich enthält auch B-Vitamine sowie viel Kalium und Kalzium. Wie alle senfölhaltigen Pflanzen wirkt er harntreibend, stärkt die Abwehrkräfte, bringt den Stoffwechsel auf Trab, schwemmt Harnsäure aus und und reinigt und entwässert den Körper. Bei Rheuma und Gicht empfiehlt sich also eine Meerrettich-Kur: Zwei- bis dreimal täglich rohen Meerrettich in verschiedensten Zubereitungsformen, z. B. mit geriebenem Apfel oder einer Prise Zucker und Salz essen.

Den Seefahrern wurde früher Meerrettich als Mittel gegen Skorbut auf ihre Reisen mitgegeben.

Paprika *(Capricum annum)*

Paprikaschoten werden in Europa erst seit dem 18. Jahrhundert angebaut und zwar überwiegend in Ungarn. Ein hervorstechendes Merkmal ist der hohe Vitamin-C-Gehalt der bunten Schoten. Darüber hinaus enthält die Paprika viel Kalzium, Kalium, Magnesium und Eisen sowie Farbstoffe, die Bioflavonoide, die die Durchblutung fördern und das Vitamin C stabilisieren.

Gemüsepaprika, übrigens eine Beerenfrucht, ist reich an verschiedenen Vitaminen.

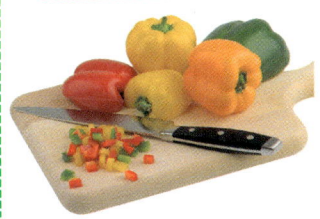

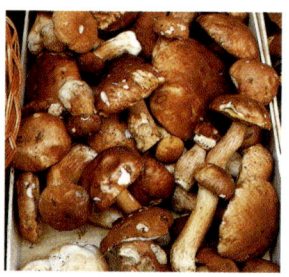

In Kellern gezogene heimische Pilze sind wesentlich weniger mit Umweltgiften belastet als im Wald gepflückte Exemplare.

Pilze

Auch die kleinen Hutträger gehören zu den Gemüsen, besitzen jedoch kein Blattgrün. Denn zum Wachsen benötigen sie kein Licht, dafür aber Feuchtigkeit und Wärme.

Im asiatischen Raum gelten Pilze seit jeher als Stärkungsmittel, das zu einem langen Leben verhelfen soll. Was den gesundheitlichen Wert angeht, sind vor allem die asiatischen Pilze, z. B. Austernpilze, Shiitake und Chinamorcheln, interessant. Die Wissenschaft hat in ihnen Stoffe entdeckt, die das Immunsystem stimulieren, Viren bekämpfen, den Cholesterinspiegel senken und das Blut verdünnen.

Ihre hier zu Lande heimischen Kollegen wie etwa Champignons können nicht mit derart spektakulären Wirkungen aufwarten, sind jedoch ebenso reich an Eiweiß, den Vitaminen A, B und D sowie an Mineralien und Ballaststoffen.

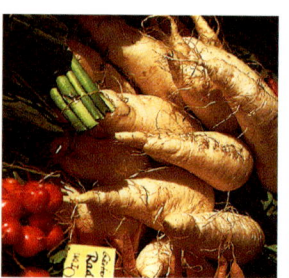

Wer einen empfindlichen Magen hat und zu Sodbrennen neigt, sollte zurückhaltend mit dem Genuss von Rettich sein.

Rettich *(Raphanus sativus)*

Das urtümliche Wurzelgemüse galt bereits bei den alten Griechen als vielseitige Heilpflanze, und auch in China gehörte der Rettich schon vor 3000 Jahren zum festen Bestandteil des Speiseplans. Trinkkuren mit Rettichsaft (ein Glas am Tag) lindern Gallenbeschwerden, Rheumatismus und Gicht, stärken Magen, Darm, Nieren und Leber und sind zudem eine gute Vorbeugung gegen Gallensteine; vermischt mit etwas Honig bringt der Saft auch Erleichterung bei Heiserkeit, Husten und Angina.

WIE WIRKT RETTICH?

* Wirkt antibiotisch
* Löst Schleim in den Atemwegen und lindert Hustenreiz
* Ist gallentreibend
* Enthält viel Vitamin C (ein Rettich deckt den Tagesbedarf eines Erwachsenen)
* Stärkt die Abwehrkraft

Rote Bete *(Beta vulgaris)*

Den roten Rüben sagt die Volksmedizin seit langem eine anregende Wirkung auf das Immunsystem sowie auf den Appetit nach. Mit Recht, denn das Immunstimulans Vitamin C ist so reichlich vertreten, dass bei Erkältungen bereits drei Gläser Rote-Bete-Saft täglich Erstaunliches bewirken können. Rote Bete ist auch reich an dem Augenvitamin A, den beiden Nerventonika Vitamin B1 und B2, wertvollen Aminosäuren sowie an Kalium, Natrium und Magnesium. Sie wirkt wohltuend auf Kreislauf und Stoffwechsel sowie anregend auf Leber und Galle. Wissenschaftler fanden heraus, dass sie antioxidative Stoffe enthält, die die Zellen vor dem Angriff freier Radikale schützen und antibakteriell wirksam ist.

Eine alte Züchtung aus der Runkelrübe und auf jedem Bauernmarkt billig zu haben ist die Rote Bete.

WIE WIRKT ROTE BETE?

* Ist antibakteriell und beugt infektiösen Erkrankungen vor
* Stärkt das Immunsystem
* Verbessert die Sauerstoffversorgung der Zellen
* Wirkt krebshemmend
* Ist harntreibend

Salat

Unter diesem Begriff sind einige Vertreter von grünen Salaten wie Endivien- und Kopfsalat, Rucola, Feldsalat, Eissalat, Eichblattsalat sowie Lollo rosso zusammengefasst. Sie alle enthalten viele wichtige Mineralstoffe und Spurenelemente wie Kalzium und Selen sowie die Vitamine B1, B2 und Vitamin C. Nicht zu vergessen das blutbildende Chlorophyll, das den Salaten ihre grüne Farbe verleiht. Eine Besonderheit grüner Blattsalate ist, dass sie opiatähnliche Substanzen enthalten und beruhigend auf das vegetative Nervensystem wirken. Salat hilft also bei Erregungszuständen; der Feldsalat als Baldriangewächs ist von Haus aus geradezu prädestiniert.

Damit Salate ihre Wirkung voll entfalten können, sollten Sie sie nur ganz frisch servieren. Freilandsalate der Saison sind übrigens gesünder als im Gewächshaus gezogene Salate.

Schwarzwurzeln, auch »Winterspargel« genannt, sind heutzutage das wohl am meisten verkannte Gemüse.

Schwarzwurzel *(Scorzonera hispanica)*

Schon Karl der Große kannte die Heilkraft der schwarzen Wurzeln: »Auf meiner Tafel darf die Schwarzwurzel nicht fehlen, damit ich jung und gesund bleibe.« So lautete des Kaisers Befehl an seinen Küchenchef. Der Herrscher lag vollkommen richtig: Schwarzwurzeln enthalten viele für die Gesundheit wichtige Stoffe wie Kalzium, Magnesium, Phosphor, Eisen und Spurenelemente. Darüber hinaus gelten sie als Nervennahrung, regen die Gehirnfunktionen an, mindern Müdigkeitserscheinungen, wirken blutbildend und entwässernd.

Sellerie *(Apium graveolens)*

Sellerie enthält Bitterstoffe und insulinähnliche Hormone, die die Verdauung, die inneren Drüsen, den Stoffwechsel und die Gehirnfunktionen anregen. Da Sellerie harntreibend wirkt, nutzt man ihn seit Generationen gegen Gicht, rheumatische Erkrankungen, Bluthochdruck sowie zur Vorbeugung gegen Nieren- und Gallensteine.

WIE WIRKT SELLERIE?

* Wirkt harntreibend und entwässernd
* Regt Stoffwechsel und Verdauung an

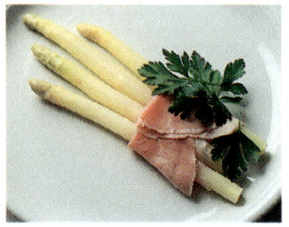

Der Spargel ist eine der ältesten Arzneipflanzen.

Spargel *(Aspargus officinalis)*

Bereits die alten Ägypter, Griechen und Römer empfahlen den Spargel als Diät für Nierenkranke und zur Gesundheitspflege. Denn er befreit den Körper von überschüssigem Wasser und Schlackenstoffen, regt Verdauung und Nieren an und ist kalorienarm – vom guten Geschmack ganz zu schweigen. Ein edles und teures Gemüse also – doch billiger als so manche Arznei und allemal wohlschmeckender. Nutzen Sie daher die Spargelsaison im Frühjahr.

Die Wirkstoffe des Spargels wie etwa Aspargin werden in Form von Tinkturen und Säften aus der Wurzel und dem jungen Kraut unter anderem gegen Blasen- und Nierenerkrankungen, Herzbeschwerden, Rheumatismus und Diabetes eingesetzt.

Spinat *(Spinacea oleracea)*

Spinat ist aufgrund seines hohen Vitamin- und Mineralstoffgehaltes so etwas wie der König unter den Gemüsen. Außer ihrem bekannt hohen Eisengehalt sind die grünen Blätter reich an Kupfer, Phosphor, Schwefel und Jod sowie an Karotin, Vitamin C, E und wichtigen Enzymen. Alles das macht den Spinat zu einer wertvollen Hilfe bei der Blutbildung und -entgiftung sowie zur Stärkung des Immunsystems. Mit das Beste am Spinat ist sein hoher Gehalt an Karotinoiden und Chlorophyll, beides Stoffe, die erwiesenermaßen das Krebsrisiko senken. Vor allem ehemalige Raucher profitieren von Spinat, denn er soll besonders gegen Lungenkrebs wirksam sein.

Wegen seines Gehalts an Oxalsäure und Nitrat darf Spinat nicht wieder aufgewärmt werden, da dabei das krebserregende Nitrit entsteht. Säuglinge sollten wegen des hohen Nitratwertes generell keinen Spinat bekommen.

WIE WIRKT SPINAT?

* Wirkt blutbildend und -entgiftend
* Stärkt das Immunsystem
* Reguliert die Verdauung
* Senkt das Krebsrisiko
* Stärkt die Sehkraft

Tomate *(Lycopersicum esculentum)*

Die besonders in der mediterranen Küche unentbehrlichen Liebesäpfel – wie Tomaten missverständlich genannt werden, denn sie wirken entgegen früherer Auffassung nicht aphrodisisch – wurde in der Heilkunde bislang stiefmütterliche Behandlung zuteil. Seit kurzem hat sie die Wissenschaft von dem Vorwurf, sie seien krebserregend und erzeugen Gallen- und Nierensteine, freigesprochen. Tomaten enthalten ganz im Gegenteil Stoffe, die vor Krebs schützen, z. B. Karotin, und auch ihr

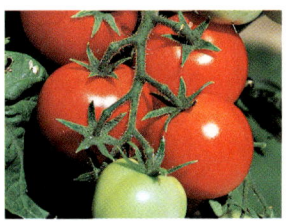

An der Staude ausgereifte Tomaten sind im Geschmack unübertrefflich.

Die Tomate wurde einst in Südamerika entdeckt, nach Europa gebracht und dort etwa 300 Jahre lang als reine Zierpflanze betrachtet, bis man schließlich ihren Ernährungs- und Gesundheitswert erkannte.

Puringehalt ist so gering, dass er nicht zur Steinbildung führt. Die Früchte dieses Nachtschattengewächses haben zudem eine ideale Zusammenstellung an Vitamin A, B, C und E sowie an Kalium, Kobalt, Zink und Nickel, um die Zellen gegen Freie Radikale zu schützen.

WIE WIRKEN TOMATEN?

* Stärken die Abwehrkräfte
* Schützen vor Freien Radikalen
* Beugen Krebserkrankungen vor
* Verdünnen das Blut
* und regulieren den Blutdruck
* Fördern die Verdauung und sind harntreibend
* Helfen gegen Muskelkater und Arthritis

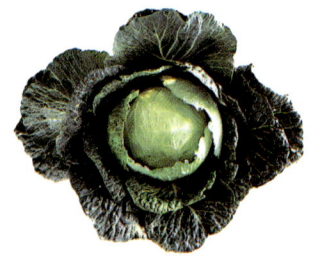

Sauerkraut, die häufigste Zubereitung von Weißkohl, sollten Sie nur roh essen, denn gekocht verliert es an Wirkung.

Weißkohl *(Brassica oleracea)*

Ein weiterer Star unter den Gemüsen ist der Weißkohl, ist er doch eines der wirkungsvollsten natürlichen Heilmittel: Er besitzt viele Ballaststoffe, die die Verdauung fördern, antibakterielle Senföle, wertvolle Bitterstoffe, Karotin, fast alle Vitamine der B-Gruppe, reichlich Vitamin C sowie Kalium, Kalzium, Phosphor, Eisen und Zink. Die vielseitigen Kohlköpfe enthalten außerdem Indol, einen Stoff, der krebserregende Substanzen »entschärfen« kann. Kohlblätter helfen, in Form von Auflagen und Wickeln, unter anderem bei Akne und anderen Hautleiden, Rheumatismus oder schlecht heilenden Wunden. Bei Kopfschmerzen empfehlen sich Kohldampfbäder mit Kohlwasserdampf; Krautsaft bewährt sich bei Magengeschwüren.

Beim Sauerkraut, das durch Einlegen von Weißkohl bereitet wird, sind sich die Heilkundigen von jeher einig: Es ist eines der besten Heilmittel überhaupt, denn es ist reich an Vitamin C, regt die Verdauung an, wirkt entgiftend und antibakteriell und stärkt die Abwehrkraft.

Zwiebel *(Allium cepa)*

Die scharfen Knollen zählen neben Knoblauch und Honig mit zu den wirksamsten Naturarzneien, die wir kennen. Zwiebeln sind natürliche Antibiotika, weswegen man sie früher auch an die Haustüren hängte, um auf diese Weise Seuchen abzuwehren. Desweiteren sind Zwiebeln ein vorzügliches Herzschutzmittel, denn sie senken das schädliche LDL- zugunsten einer Steigerung des guten HDL-Cholesterins, verdünnen das Blut und beugen so Thrombosen vor. Durch ihren hohen Gehalt an Senföl wirken sie antibakteriell; ihr Reichtum an Vitamin C macht sie zu einem der besten Mittel zur Immunstimulierung. Somit ist sie auch zur Vorbeugung und Behandlung gegen Erkältungen, Husten und Schnupfen geeignet. Zudem lösen Zwiebeln Schleim aus den Atemwegen und lindern Hustenreiz.

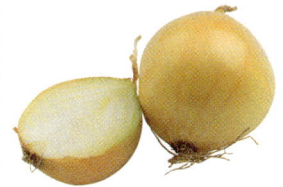

Die Zwiebel als Geschmacks- wie auch als Gesundheitsnahrung sollte eigentlich täglich in irgendeiner Form auf dem Speiseplan stehen.

WIE WIRKEN ZWIEBELN?

* Beugen Herz-Kreislauf-Erkrankungen vor
* Senken den Cholesterinspiegel
* Wirken stark antibakteriell
* Sind entzündungshemmend
* Stärken das Immunsystem
* Sind harntreibend, blutreinigend und verdauungsfördernd
* Stimulieren alle inneren Drüsen und die Schleimhäute

Ein bewährtes Mittel bei Husten und Heiserkeit ist der Zwiebelsirup, zu dessen Zubereitung eine Zwiebel kleingehackt, mit zwei Esslöffel Zucker vermischt und 24 Stunden in einem verschlossenen Glas angesetzt wird. Dann den Sirup teelöffelweise einnehmen.

Auch bei einer verstopften Nase kann die Zwiebel helfen: Ein paar Tropfen mittels einer Pipette ins Nasenloch geträufelt, macht die Nase oft im Handumdrehen frei. Bei Erkältung und Halsschmerzen hilft einerseits ein Wickel mit feingehackten Zwiebeln, der geduldig getragen werden muss, andererseits eine kleingeschnittene Zwiebel, die in lauwarmem Wasser angesetzt wird, mit dem nach und nach gegurgelt werden muss.

Stärkende und heilende Körner

Zahlreiche Studien zur Ernährung zeigen, dass der Verzehr ballaststoffreicher Nahrung das Risiko für Dickdarmkrebs reduziert.

Getreide und Getreideprodukte bilden seit Anbeginn der Menschheitsgeschichte in allen Kulturen das Rückgrat der Ernährung. Daran hat sich bis heute nichts geändert, auch wenn den einzelnen Getreidearten im Laufe der Epochen stetig wechselnde Bedeutung zukam. Dass Getreide nicht nur sättigt, sondern auch heilen kann, wusste man ebenfalls schon sehr früh. Entsprechend sammelte sich im Laufe der Jahrhunderte ein großer Schatz an Heilrezepten auf der Basis von Getreide an.

Zuerst waren als Getreideprodukte nur Grütze und Fladen, Brei, Schleimsuppen und Aufgüsse bekannt, also Lebensmittel, die schnell aufgebraucht werden mussten, sollten sie nicht verderben. Wohl eher durch Zufall wurde die Säuerung entdeckt, die aus dem einfachen Fladen einen lockeren Brotteig machte.

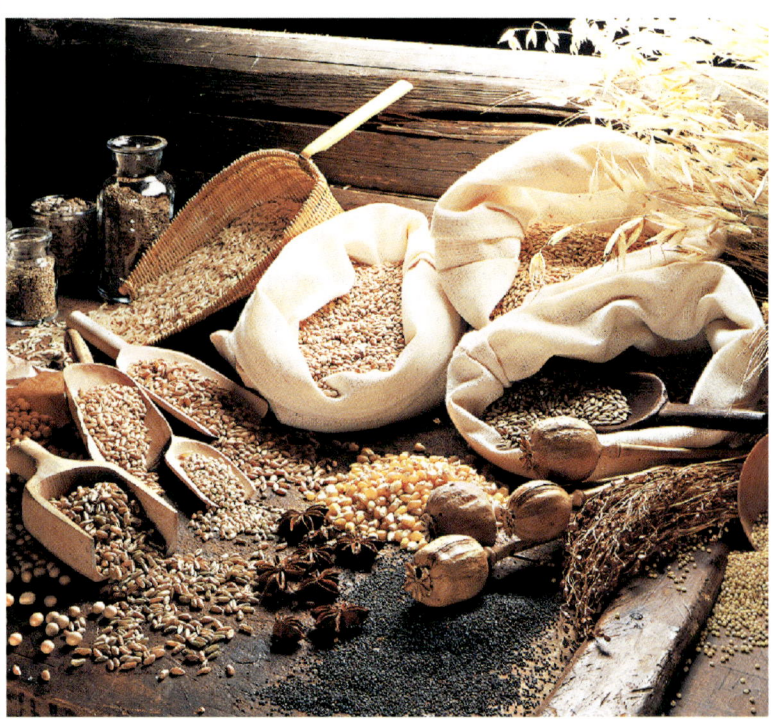

Der Getreideanbau machte einst die Menschen ansässig und gilt als Initialzündung der Kulturentwicklung. Dass das Korn dazu noch viele andere gute Eigenschaften hat, ist unbestreitbar.

»SCHUTZTRUPPE« DER GESUNDHEIT

Getreideprodukte, insbesondere Vollkorngetreide, spielen eine bedeutende Rolle für den Erhalt der Gesundheit.

Besonders im Hinblick auf Ballaststoffe haben jüngste Studien aufschlussreiche und interessante Ergebnisse geliefert. Dass diese Faserstoffe wichtig für unsere Verdauung und damit unsere Gesundheit sind, ist inzwischen hinlänglich bekannt. Neu ist jedoch, dass jene Ballaststoffe aus Obst und Gemüse weniger wirksam sind als Ballaststoffe aus Getreide. Vollkorngetreide besitzt einen hohen Anteil an unlöslichen Ballaststoffen, welche die Darmflora gesund halten und das Stuhlvolumen beträchtlich erhöhen. Dies wiederum ist wichtig für die Gesundheit, denn je größer die Stuhlmenge, desto schneller passiert diese den Darm, und desto geringer ist das Risiko für Erkrankungen im Verdauungstrakt – einschließlich Krebs.

Ebenso wird das Risiko für Herz-Kreislauf-Erkrankungen durch den regelmäßigen Verzehr von Vollkorngetreide gesenkt.

Natürlich sind die positiven Effekte des Vollkorngetreides nicht allein auf die Ballaststoffe, sondern vielmehr auf deren Zusammenspiel mit anderen Inhaltsstoffen zurückzuführen. Besonders wichtig in dieser Hinsicht sind die so genannten sekundären Pflanzeninhaltsstoffe, Substanzen, die nicht als Nährstoffe, sondern zur Kontrolle des Wachstums oder als Farbstoffe dienen. Vollkorngetreide enthält einige dieser Pflanzenstoffe, von denen man heute weiß, dass sie unter anderem vor Krebs schützen können: Sie blockieren nämlich krebsauslösende Stoffe und greifen so gleich zu Beginn der Krebsentstehung »rettend« ein.

Da sich die wertvollen Inhaltsstoffe von Getreide überwiegend in den Randschichten des Korns und im Keimling befinden, sollten Sie bei der Wahl Ihrer Brotsorten, aber auch bei Nudeln und anderen Nahrungsmitteln aus Getreide Vollkornprodukten den Vorzug geben.

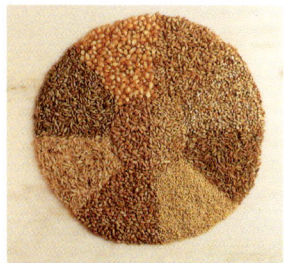

**Getreide ist rund-
um gesund.**

*»Der Dinkel … berei-
tet dem, der ihn ißt,
rechtes Fleisch und
rechtes Blut, und er
macht frohen Sinn
und Freude im Gemüt
des Menschen.«*
*Hildegard von Bingen in
ihrem Buch »Physica«*

Dinkel *(Triticum spelta)*

Diese anspruchslose und robuste Getreideart ist eine alte Kul-
turform des Weizens. Dinkel gehört zu den Spelzgetreiden: Die
Natur hat ihm einen Mantel aus Spelzen angezogen, der dafür
sorgt, dass schädigende Umwelteinflüsse weitgehend abgehal-
ten werden. Deshalb ist der Dinkel besonders gut für Heil-
zwecke geeignet, da er kaum mit Pestiziden und Düngemitteln
belastet ist.

Schon Hildegard von Bingen gab Dinkel den Vorrang unter
seinen Körnergeschwistern: Er galt ihr als ideales Getreide für
Gesunde und Kranke. Und in der Tat, ob als ganzes Korn oder
als Vollkornmehl, stets stellt der Dinkel – reich an Eiweiß, Kalium, Phosphor und Eisen – seine stärkenden und gesundheitsfördernden Eigenschaften für den Organismus unter Beweis.

WIE WIRKT DINKEL?

✳ Stärkt und kräftigt

✳ Ist weitgehend unbelastet
   von Schadstoffen

✳ Unterstützt die Verdau-
   ungsvorgänge

✳ Kräftigt Haut und Haare

Gerste *(Hordeum distichum)*

Die alten Griechen sahen in der Gerste ein Geschenk der Göttin
Demeter, der Getreidemutter; in Pakistan gilt Gerste bis heute
als die beste Nahrung für das Herz. Und tatsächlich: Das äußerst
widerstandsfähige Getreide wird seinem guten Ruf vollauf gerecht. Denn Gerste senkt den Cholesterinspiegel im Blut und
bietet so einen wirksamen Schutz vor Herz- und Kreislauferkrankungen. Darüber hinaus regt sie intensiv die Darmtätigkeit an und reguliert den Stuhlgang. Erst kürzlich sind zudem
sogenannte sekundäre Pflanzenstoffe in der Gerste entdeckt
worden, die krebserregende Stoffe im Verdauungstrakt hemmen und so der Entstehung von Krebs entgegenwirken können.

*Die römischen Gla-
diatoren hießen Hor-
dearii, Gerstenesser,
denn sie aßen dieses
Getreide, um kräf-
tiger zu werden.*

Außerdem stärkt die in Gerste enthaltene Kieselsäure das Bindegewebe, die Wirbelsäure und kräftigt die Haare und Nägel. Ein in England altbewährtes Gesundheitsgetränk ist das »Barley-Water«, eine Gerstenabkochung, die sehr gut bei Magenbeschwerden bis hin zum Magengeschwür hilft und die Verdauung anregt, Durchfall stoppt und kleine Blasen- und Nierensteine auszuspülen im Stande ist.

Hafer *(Avena sativa)*

Wen der »Hafer sticht«, der fühlt sich wach, munter und voller Tatendrang – kein Wunder, das kräftigende Korn hatte zu allen Zeiten eine große Bedeutung als Volksnahrungsmittel, als Krankenkost oder als täglicher Bestandteil des Speiseplans. Denn Hafer ist reich an Eiweiß, Kieselsäure, Phosphor und Fluor und enthält die Vitamine E, B1, B2, B6 sowie das selten vorkommende Biotin. Hinsichtlich seines Eiweißgehalts ist er anderen Getreidearten überlegen. Wissenschaftliche Studien zeigten, dass Haferkleie den Cholesterinspiegel ganz beachtlich senken kann. Ebenso wie Weizenkleie wirkt auch die Haferkleie abführend, denn sie erhöht die Stuhlmenge und verbessert die Darmfunktionen. Damit trägt Hafer auch zum Schutz vor Darmerkrankungen, Hämorrhoiden und Krebserkrankungen im Verdauungsbereich bei. Zudem wirkt Hafer entzündungshemmend und entfaltet bei Hautbeschwerden heilende Kraft.

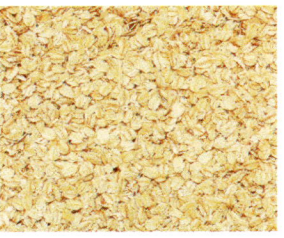

Vollwertige Haferflocken helfen Stress senken und sind gute Blut- und Zellerneuerer.

Der Erfinder des Müsliklassikers Dr. Max Bircher-Benner wies nach, dass durch den täglichen Verzehr von Rohkost eine Vielzahl von Beschwerden deutlich gebessert oder vermieden werden können.

WIE WIRKT HAFER?

* Ist ein gutes Herzschutzmittel
* Senkt den Cholesterinspiegel
* Reguliert den Blutzucker
* Wirkt abführend

* Ist allgemein stärkend und belebend
* Lindert Hautentzündungen und hält Haut und Haare gesund
* Entgiftet und reinigt

Hirse *(Panicum millaceum)*

Die Hirse ist wohl die älteste kultivierte Getreideart; bereits 4000 Jahre v. Chr. wurde sie in Ägypten angebaut. Noch im Mittelalter hatte sie in Europa große Bedeutung, bevor sich Kartoffeln, Mais und Reis immer stärker durchsetzten.

Hirse ist der Oberbegriff für mehrere Getreidesorten. Gemeinsam sind allen die kleinen, runden, goldgelben bis roten oder braunen Körner, die an Rispen oder Kolben wachsen. Hirse ist wie Hafer, Dinkel und Gerste ein Spelzgetreide, das geschält werden muss, um vom menschlichen Verdauungstrakt aufgeschlossen werden zu können. Mit etwa drei bis vier Prozent Fett, das zu 80 Prozent aus ungesättigten Fettsäuren besteht, ist Hirse ein sehr nahrhaftes Getreide. Sie enthält Linolsäure, ist reich an Lezithin und enthält von allen Getreidesorten am meisten Spurenelemente und Mineralien.

Hirse hilft bei Haarausfall, brüchigen Fingernägeln, mangelnder Durchblutung, chronischer Müdigkeit und Schlaflosigkeit, was meist Mangelerscheinungen sind. Sie werden durch die reichlich vorhandenen Mineralien und Spurenelemente der Hirse ausgeglichen. Dieser »Reparaturcharakter« der Hirse erstreckt sich auch auf Beschwerden mit dem Bindegewebe, mit Gelenken und Schleimhäuten sowie auf Krampfadern und Hämorrhoiden. Hier entfaltet in erster Linie die Kieselsäure ihre heilende, kräftigende Wirkung. Hirse ist leicht verdaulich und wertvoll für Getreideallergiker, da sie keinen Kleber enthält.

Mais *(Zea mays)*

Dieses vielseitige und gesunde Nahrungsmittel haben wir den Mayas zu verdanken, die es bereits vor 4600 Jahren im Tiefland des heutigen Guatemala züchteten. Maismehl und Maisschrot spielten von da an in Südeuropa und Amerika die gleiche wichtige Rolle wie bei uns Roggen- und Weizenmehl.

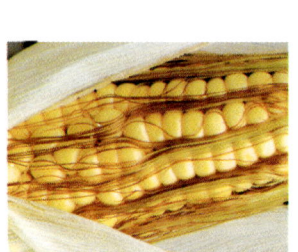

Guatemala gilt als Ursprungsland der Kulturpflanze Mais.

WIE WIRKT MAIS?

* Wirkt entwässernd und harntreibend

* Maisöl senkt den Cholesterinspiegel

Heute nutzt man vor allem Maisstärke, Maisflocken und das aus den Maiskeimen gepresste Maiskeimöl, dem durch seinen hohen Gehalt an wichtigen Vitaminen, Spurenelementen und ungesättigten Fettsäuren ein wichtiger Platz in der gesunden Küche zukommt. Die Fasern der Kolbenspitze sind, roh gegessen, bei Nervenleiden hilfreich, während sie gekocht bei Bluthochdruck verwendet werden. Als Tee lindern sie rheumatische und arthritische Schmerzen sowie Nierenbeschwerden.

Da Mais im Gegensatz zu anderen Getreidearten kein Klebereiweiß (Gluten) enthält, eignet er sich zur Diät bei Sprue (Glutenunverträglichkeit).

Reis *(Oryza sativa)*

Das Korn des Ostens ist eine der ältesten Kulturpflanzen überhaupt und gelangte durch die Feldzüge Alexanders des Großen nach Europa. Für nahezu die Hälfte der Weltbevölkerung, nämlich den gesamten fernöstlichen Raum, Indien und China, ist Reis noch in unseren Tagen das Grundnahrungsmittel Nummer eins.

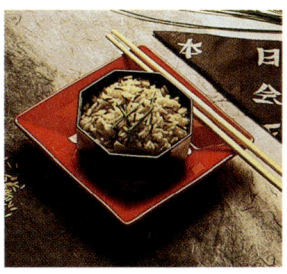

Nicht nur im fernen Asien, sondern auch in der italienischen Poebene wird Reis angebaut.

WIE WIRKT REIS?

* Senkt den Blutdruck
* Hilft wirksam gegen Durchfall
* Bessert Hauterkrankungen
* Stärkt Haare und Zähne
* Wirkt stärkend und harntreibend
* Entwässert und entschlackt
* Kann der Krebsentstehung vorbeugen

Reis enthält viel Vitamin E, B1, B2, B6, Folsäure und Niazin sowie Natrium, Kalium, Kalzium, Phosphor, Magnesium und Eisen. Als wirksames Mittel gegen Bluthochdruck, Nierenleiden und Diabetes kann er auf eine lange Tradition zurückblicken: Reis verhindert die Cholesterinsynthese, reguliert den Blutdruck, regt die Nierenfunktionen an und entwässert. Ein weiteres uraltes Anwendungsgebiet der weißen Körner ist Durch-

Vollwertiger Reis ist nicht poliert, sondern hat noch sein Silberhäutchen, den vitamin- und mineralstoffreichen Schalenanteil.

fall – Reiswasser ist hier seit Jahrhunderten in Indien, mittlerweile aber auch bei uns, ein geeignetes Mittel. Denn Reis reguliert die Darmflora und führt schädliche Keime aus dem Darm aus. Zudem fördert er die Sehkraft sowie die Herztätigkeit, lindert Hautbeschwerden und eignet sich gut für Entschlackungskuren. Erst kürzlich wurde außerdem bekannt, dass Reis ebenso wie viele andere Saaten sekundäre Pflanzenstoffe, vor allem Proteasehemmer, enthält, die der Entstehung von Krebs vorbeugen können.

Roggen *(Secale cereale)*

Noch um die Jahrhundertwende fand sich Roggenbrot am häufigsten in deutschen Brotkörben; heute ist es zugunsten von Weizenbrot stark in den Hintergrund getreten. Dies ist äußerst bedauerlich angesichts des – wie ernährungswissenschaftliche Studien zeigten – gesundheitlichen Potentials von Roggen: Er besitzt einen hohen Vitamingehalt (v. a. Vitamine der B-Gruppe), ist reich an Mineralien (Kalium, Phosphor, Fluor, Kieselsäure, Eisen) sowie an Ballaststoffen. Da sich die überwiegende Mehrheit dieser wertvollen Stoffe in den Randschichten des Roggenkorns befindet, empfiehlt es sich (wie bei anderen Getreiden auch), das volle Korn zu essen. Auch was die Aktivierung der Verdauung angeht, ist Roggen einsame Spitze: Kein anderes Getreide regt so stark den Darm an und ist derart stuhlwirksam, was die Erhöhung der Stuhlmenge und die Beschleunigung der Darmpassage betrifft.

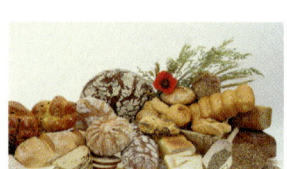

Unter der hier zu Lande angebotenen Vielfalt von vollwertigen Brotsorten ist auch das Roggenbrot vertreten.

Kürzlich veröffentlichte Studien haben gezeigt, dass in der Roggenschale vorkommende Pflanzenstoffe, die Lignine, eine schützende Wirkung gegen Brust-, Dickdarm- und Prostatakrebs entfalten.

WIE WIRKT ROGGEN?

- Verbessert die Darmfunktion
- Behebt Verstopfung
- Schützt vor Krebserkrankungen (v. a. Brust-, Dickdarm- und Protatakrebs)
- Beugt Herz-Kreislauf-Erkrankungen vor

Ein weiteres Plus: Wegen seines hohen Ballaststoff- und Wassergehaltes gehört Roggenvollkornbrot zu den kalorienarmen Brotsorten. Neben der überaus gesundheits- (und verdauungs-) fördernden Wirkung ein weiterer Grund, möglichst oft in ein Roggenvollkorn- oder Roggenknäckebrot zu beißen.

Weizen *(Triticum vulgare)*

Der ursprünglich in Westasien beheimatete Weizen zählt heute zu den Hauptnahrungsmitteln Europas. Weizen ist reich an B-Vitaminen, hochwertigem Eiweiß, ungesättigten Fettsäuren, Mineralsalzen sowie Ballaststoffen. Doch auch als Heilmittel findet Weizen seit Jahrhunderten Verwendung, wenn auch weniger das Mehl, als vielmehr die Kleie der Weizenkörner. Altbekannt ist die Wirkung von Weizenkleie gegen Verstopfung: Weizenkleie stellt alle anderen Abführmittel, selbst die chemischen, in den Schatten. Sie vergrößert die Stuhlmenge und verkürzt damit die Passage des Stuhls durch den Darm; beides sind wissenschaftlichen Erkenntnissen zufolge wichtige Faktoren zur Vorbeugung von Darmerkrankungen, Hämorrhoiden und Krebserkrankungen im Verdauungstrakt.

Der ballaststoffreiche Vollweizen wird bei rheumatischem Fieber, Arthritis und bei Krebsformen des Verdauungstrakts empfohlen. Weizenbrot, das mit Weizenkleie angereichert wird, senkt den Cholesterinspiegel.

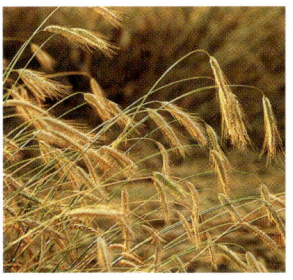

Weizen ist in Europa eines der wichtigsten Nahrungsmittel.

Kleie, ob von Hafer, Weizen oder anderen Getreidearten, ist die Außenschicht des vollen Korns und überaus reich an wasserunlöslichen Ballaststoffen. Weizenkleie nimmt, was den Gehalt an Ballaststoffen betrifft, eine Spitzenstellung ein.

WIE WIRKT WEIZENKLEIE?

* Behebt Verstopfung und verbessert die Darmfunktionen
* Beugt Darmerkrankungen und Hämorrhoiden vor
* Entschlackt und entgiftet
* Lindert gereizte und entzündete Haut (z. B. als Badezusatz)
* Stärkt bei körperlicher und geistiger Schwäche

Die Heilkraft von Gewürzen

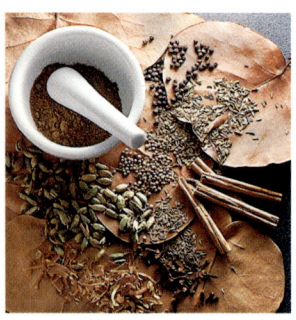

Der Gedanke, dass Gewürze weit mehr können als nur einen guten Geschmack ans Essen zu zaubern oder die Speisen in heißen Ländern länger haltbar zu machen, ist uns heute – wieder – sehr fremd. Doch Gewürze sind wirksame Medizin, die eine breite Palette wertvoller Wirkungen für unsere Gesundheit in sich bergen.

Klug zu würzen bedeutet nicht nur die Speisen zu verfeinern, sondern auch Gutes für die Gesundheit zu tun.

Ins Gewürzregal greifen, um ein Heilmittel zu finden, anstatt in die nächste Apotheke zu gehen – eine merkwürdige Vorstellung?

Würzen – nicht nur für den Gaumen gut

Das Wissen, dass Würzkunst auch Heilkunst ist, gehört zu den Grundlagen traditioneller Medizin. Aus den uralten Erfahrungen mit heilsamen Wirkungen von Gewürzpflanzen hat sich in Heilsystemen wie dem Ayurveda, der traditionellen indischen Medizin, oder in der Heilkunde Chinas über Jahrtausende eine eigenständige Wissenschaft entwickelt, die eine Fülle von vorbeugenden und heilenden Rezepturen mit Gewürzen bereithält.

Scharfes, Saures und Bitteres für die Gesundheit

Einerlei, welche Empfindungen sie an unserem Gaumen hervorrufen – Gewürze bergen eine Menge erstaunlicher Heilwirkungen in sich. Einige davon sind der Heilkunde schon seit langem bekannt, andere hingegen haben wissenschaftliche Untersuchungen erst kürzlich zu Tage befördert. Alle jedoch zeigen: Es gibt gute Gründe, es bei so manchen gesundheitlichen Störungen mal mit Gewürzen statt Chemie zu versuchen. Gewürze enthalten wertvolle Vitamine, Mineralien und Spurenelemente in hochkonzentrierter Form. Sie machen die Speisen leichter verdaulich und unterstützen die Aufnahme wichtiger Stoffe aus der Nahrung. Die meisten Gewürze regen den Appetit und den Fluss der Verdauungssäfte an und wirken als natürliche Antioxidantien. Darüber hinaus können Würzkräuter die Folgen einer unausgewogenen Ernährung ausgleichen, den Körper entgiften, Schadstoffe im Gewebe neutralisieren und den Abbau von Schlacken- und Giftstoffen in der Leber unterstützen.

In Mörsern wurden schon vor Jahrtausenden Gewürzmischungen zusammengestellt, die Speisen geschmacklich abrundeten oder bewusst auf medizinische Wirkung hin zusammengestellt wurden.

Nahrungsmittel oder Medizin?

Wann sind Gewürze verfeinerndes Nahrungsmittel und wann heilsame Medizin, wie setzt man sie zum Heilen und wie zum Würzen ein? Eine klare Grenze wird sich hier nie ziehen lassen, da Gewürze eben nun einmal beiden Lagern angehören. Als allgemeine Richtschnur gilt, dass Sie Gewürze, wenn diese eine leichte, vorbeugende Wirkung entfalten sollen, den Speisen bei deren Zubereitung zufügen sollten. Haben Sie jedoch ein ganz spezielles medizinisches Anliegen, sollten Sie ein Gewürz für sich allein einnehmen. Das heißt also, es liegt bei Ihnen, ob sie mehr aus dem geschmacklichen oder mehr aus dem heilkräftigen Potenzial eines Gewürzes schöpfen möchten.

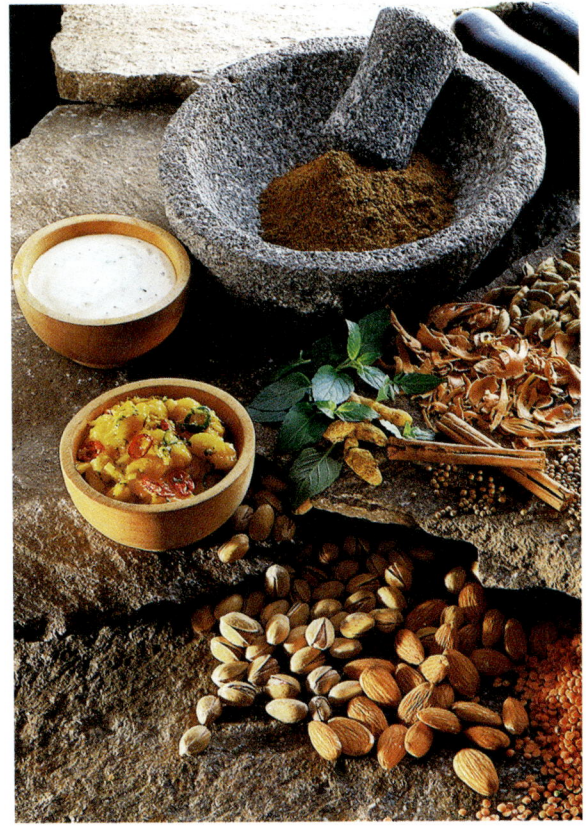

Versorgen Sie sich doch aus dem eigenen Beet oder dem Blumenkasten auf der Fensterbank mit frischen, selbstgezogenen Kräutern. Selbstversorger in puncto Kräutern zu sein geht schnell und macht Spaß.

Praktisches Einmaleins der Gewürze

❋ Ziehen Sie frische Gewürzkräuter getrockneten vor.

❋ Samengewürze wie Anis, Fenchel, Koriander und Kümmel sollten Sie nie gepulvert, sondern immer als ganze Samen erstehen und erst bei Bedarf in einer Pfeffer- oder Kaffeemühle mahlen.

❋ Bewahren Sie getrocknete Kräuter stets gut verschlossen (am besten luftdicht) und lichtgeschützt auf, denn Licht und Sauerstoff nehmen ihnen ihr Aroma und beeinträchtigen damit letzlich ihre Qualität und Wirkung.

❋ Getrocknete Kräuter verlieren nach etwa einem Jahr ihre Wirksamkeit und sollten bis dahin aufgebraucht oder aber durch neue ersetzt werden.

❋ Frische Kräuter können Sie auch gut einfrieren: Spülen Sie diese kurz mit Wasser ab, trocknen sie mit Küchenkrepp und verpacken sie – jedes Gewürz für sich – in Plastiktütchen und legen sie ins Gefrierfach.

Kleine Gewürzkunde

Die folgende Gewürzkunde gibt Ihnen anhand einiger bekannter heimischer und ausländischer Kräuter einen Einblick in die faszinierende Welt der Würzkunst, die selbstverständlich noch vieles andere bereithält, das sich zu entdecken lohnt – nicht nur dem Geschmack, sondern auch der Gesundheit zuliebe.

Anis findet auch in verdauungsfördernden Likörsorten (Ouzo, Raki, Pernod) seit langem Verwendung.

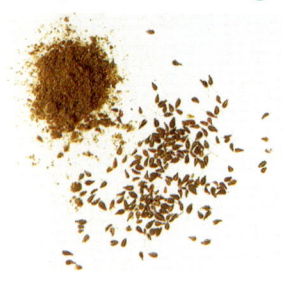

Anis   *(Pimpinella anisum)*

Die kleinen, graubraunen Früchte der Anispflanze gehören zu den besten verdauungsfördernden Gewürzkräutern. Anis hat eine ausgeprägte hustenreizlindernde Wirkung, entschärft blähende Speisen und stärkt den Magen. Lauter gute Gründe, warum die aromatischen Samen seit der Antike bis heute ein hochgeschätztes Würzmittel sind. Von Brotsorten über süße

Backwaren bis hin zu Soßen und Salaten – alles dies erhält durch Anis den letzten Schliff.

WIE WIRKT ANIS?

* Entbläht und fördert die Verdauung
* Lindert den Hustenreiz
* Wirkt antiseptisch
* Wirkt krampf- und schleimlösend

Ein Tee mit Anis, Fenchel oder Kümmel ist das ideale Mittel bei Blähungen: ein Teelöffel ganze Samen mit einer Tasse kochendem Wasser übergießen.

Basilikum *(Ocimum basilicum)*

In der magischen Literatur der Antike und des Mittelalters galt der weißblühende Lippenblütler als (der Sage nach hochwirksamer) Liebeszauber. In Indien wird das Basilikum gar als heilige Pflanze verehrt.

Basilikumblätter verleihen zahllosen Gerichten der mediterranen Küche ihr köstliches Aroma und unterstützen zugleich die Verdauung. Äußerlich empfiehlt sich der frisch gepresste Blattsaft gegen Pilzinfektionen der Haut. Dazu verreibt man zweimal täglich den frischen Saft auf den betroffenen Hautpartien und lässt ihn etwas einziehen.

Chili *(Capiscum frutescens)*

Dieses schärfste aller Gewürze brachten die spanischen Eroberer aus Südamerika nach Europa. Die Früchte des ausdauernden Nachtschattengewächses haben eine ganze Reihe wohltuender Effekte, die sie für medizinische Zwecke geradezu prädestinieren. Besonders genannt sei der Wirkstoff Kapsaizin, der dem Chili seine Schärfe verleiht, die Verdauungssäfte anregt, und beim Kontakt mit der Mundschleimhaut die Ausschüttung von Endorphinen bewirkt.

Nicht nur für Freunde reizintensiver Ernährung sind die Schärfe und der Geschmack von Chili ein Geschmackserlebnis mit hohem Genusswert.

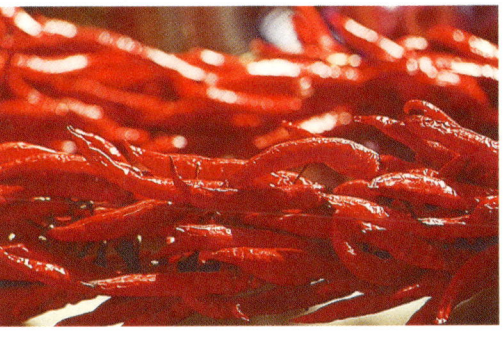

WIE WIRKT CHILI?

* Wirkt allgemein verdauungsfördernd
* Kräftigt und desinfiziert
* Löst Verschleimungen in den Atemwegen
* Fördert die Speichel- und Magensaftsekretion
* Wirkt gegen Sekretstau
* Fördert die Durchblutung und regt den Kreislauf an
* Beugt Blutgerinnseln vor und fördert deren Auflösung
* Betäubt Schmerzen und stimmt fröhlich

Der frostempfindliche Knollenfenchel wird vor allem in südlichen Ländern angebaut.

Fenchel   *(Foeniculum vulgare)*

Die alten Griechen schätzten Fenchel als Hilfsmittel zur athletischen Traumfigur, Chinesen und Hindus nutzten ihn bei Schlangenbissen und Vergiftungen, und im Mittelalter galt er als Schutzmittel vor bösem Zauber und Hexenkräften. Der heilkundige Pfarrer Sebastian Kneipp schätzte Fenchel als Husten- und Beruhigungsmittel bei Kindern sowie bei Asthma. Fenchel löst Krämpfe, fördert die Darmperistaltik, lindert Augenleiden und -entzündungen, wirkt husten- und schmerzlindernd, beruhigt überreizte Nerven und fördert den Schlaf.

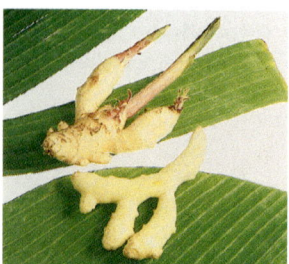

Gegen die Reiseübelkeit kauen Sie vor der Abfahrt ein kleines Stück frische Ingwerwurzel.

Ingwer   *(Zingiber officinale)*

Ingwer ist in Asien, vor allem in China, seit Jahrtausenden geschätzt. Bei Magenbeschwerden, sogar bei Magengeschwüren, kann eine Behandlung mit Ingwer erfolgreich sein. Ingwersaft ist ein ausgezeichnetes Tonikum, das den Appetit und die Verdauung anregt. Um ihn zu gewinnen, schabt man ein Wurzelstückchen mit einer Reibe und presst den so gewonnen Brei durch ein Leinentuch. Ingwer senkt erhöhten Cholesterinspiegel und Blutdruck, lindert Schmerzen, reguliert die Funktionen des Magen-Darm-Trakts und stärkt Herz und Immunsystem.

Koriander *(Coriandrum sativum)*

Seinen Beinamen »Wanzenkraut« hat der Koriander dem unangenehmen Geruch nach Wanzen zu verdanken, den er ausströmt, wenn man seine Blätter zerreibt. Als heilkräftiges Gewürz wirkt er verdauungsfördernd und appetitanregend, er fördert die Darmperistaltik, entbläht, entschlackt und entwässert, lindert Entzündungen im Verdauungssystem und in den Harnwegen und regt Kreislauf und Durchblutung an.

Kümmel *(Carum carvi)*

Die Kräuterbücher vom Altertum bis in die Neuzeit rühmen den Kümmel, um »Winde zu vertreiben« und als »für Magen und Geschmack gar köstlich«. Bis ins Mittelalter hinein war es üblich, die Speisenfolge bei Festgelagen mit »Kümmel in Zuckerwerk« zu beschließen.

Bei Ausgrabungen von neolithischen Pfahlbauten aus dem 3. Jahrtausend v. Chr. fand man Früchte des Kümmels, mithin eines der ältesten belegten Würzmittel.

Kümmel ist verdauungsfördernd, vor allem bei fetten, schweren Speisen und das beste pflanzliche Mittel gegen Blähungen sowie Magen- und Darmkrämpfe. Er lindert auch Verdauungsbeschwerden bei Säuglingen, hilft bei Appetitlosigkeit, Koliken, Husten und sorgt für frischen Atem.

Majoran *(Origanum majorana)*

In der Antike war Majoran der griechischen Göttin der Schönheit und Liebe, Aphrodite, geweiht, und man versetzte Wein mit Majoran, um das Verlangen der oder des Angebeteten zu erwecken. Doch nicht nur amouröser Zwecke wegen fand der Lippenblütler große Wertschätzung; er lässt auch Geschwüre leichter abheilen, lindert Nervenschmerzen und den Schmerz bei Verstauchungen, wirkt antiseptisch, hilft bei Magen-Darm-Beschwerden und fördert die Verdauung.

Majoran, ein Mittelmeergewürz, gedeiht auch gut in unseren Breiten.

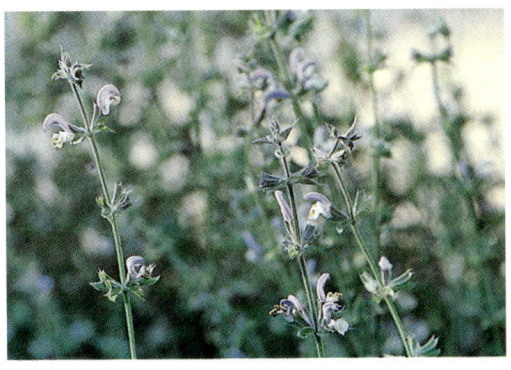

Muskat *(Myristica fragrans)*

Muskat beruhigt Nerven und Geist: eine viertel Messerspitze in Milch, abends eingenommen, sorgt für ruhigen, tiefen Schlaf.

Die ursprüngliche Heimat der Muskatnuss, wie übrigens auch der Gewürznelke, sind die Molukken, heute zu Indonesien gehörende »Gewürzinseln«. Von dort gelangten die Muskatnüsse über arabische Seefahrer im 6. Jahrhundert n. Chr. auch nach Europa.

WIE WIRKT MUSKAT?

* Beruhigt Nerven und Geist
* Regt die Verdauung an
* Hilft bei Blähungen, Durchfall, Übelkeit, Bauchkrämpfen, Schlafstörungen, nervöser Unruhe, unkontrolliertem Urinabgang (Harninkontinenz)

Petersilie *(Petroselinum crispum)*

Das allgegenwärtige und unentbehrliche Küchenkraut ist reich an Vitamin A, B und C, Eisen, Kalzium und anderen wichtigen Mineralstoffen. Außer die Verdauung und die Nierentätigkeit anzuregen, vermag Petersilie Quetschungen, Stauchungen und Menstruationsbeschwerden zu lindern und ist ein hervorragendes Reinigungsmittel für fette, unreine Haut. Sie wirkt harntreibend, entschlackend und entwässernd, lindert Schmerzen und fördert die Verdauung.

Pfefferminze *(Mentha piperita)*

Bei Übelkeit und Erbrechen übergießen Sie einen Esslöffel kleingeschnittene Pfefferminze mit einer Tasse kochendem Wasser. In kleinen Schlucken trinken.

Die wohl bekannteste Minzart findet in allen Tees gegen Magen- und Darmbeschwerden oder Übelkeit Anwendung. Pfefferminztee ist auch bei starken Periodenschmerzen überaus wirksam. Das ätherische Öl der Minze ist ein beliebter Inhalationszusatz bei Husten und Schnupfen. Die Pfefferminze ist verdauungsfördernd und appetitanregend, wirkt antiseptisch, hilft bei Verdauungsbeschwerden aller Art, bei Magenschmerzen, Blähungen, Übelkeit, bei Erkältungen und Grippe.

Rosmarin *(Rosmarinus officinalis)*

Rosmarin war im Altertum wohl die am meisten geschätzte Heilpflanze; darauf lassen zumindest die zahlreichen Huldigungen an seine heilkräftige Wirkung schließen.

Rosmarin fördert die Verdauung, stärkt Herz und Magen, regt den Kreislauf an und hilft bei Rheuma, Gicht, Hexenschuss, Kopf- und Halsschmerzen.

Salbei *(Salvia officinalis)*

Seit Jahrhunderten verbürgt sind die heilkräftigen Wirkungen der Salbeipflanze. In den Schriften der berühmten Ärzteschule von Salerno steht zu lesen: »Warum soll der Mensch sterben, dem Salbei im Garten wächst.«

Salbei wirkt beruhigend, antiseptisch und entzündungshemmend. Er reinigt das Blut, lindert die Beschwerden bei allen Erkrankungen der Atemwege sowie bei Magen- und Darmentzündungen, Erkältungen, Bronchitis, krankhaftem Schwitzen, Hautentzündungen, Hämorrhoiden und Afterjucken.

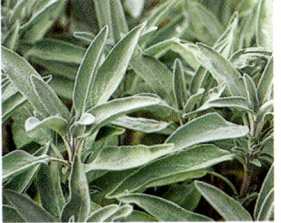

Ein Helfer in vielen Fällen ist der Salbei, der als Nutz- und Zierpflanze in keinem Garten fehlen sollte.

Thymian *(Thymus vulgaris)*

Thymian ist vom griechischen »thymos« (= kräftig) abgeleitet, denn im antiken Hellas galt der Lippenblütler als stärkender Duftstoff, den man Bädern zusetzte, sowie als Symbol von Gesundheit und Kraft.

Er wirkt antibakteriell und desinfizierend, lindert die Beschwerden bei Halsentzündungen, Erkältungen und Grippe. Bei allen entzündlichen Zuständen in Hals, Bronchien und Lunge wirkt Thymian wohltuend und krampfstillend. Er beruhigt die Magennerven und entbläht, außerdem regt er die Drüsensekretion an.

Ein mit getrocknetem Thymian gefülltes Kräutersäckchen neben das Kopfkissen gelegt entspannt, fördert den Schlaf und hilft bei Kopfweh und Migräne.

Impressum

Es ist nicht gestattet, Abbildungen und Texte dieses Buchs zu digitalisieren, auf PCs oder CDs zu speichern oder auf PCs/Computern zu verändern oder einzeln oder zusammen mit anderen Bildvorlagen/Texten zu manipulieren, es sei denn mit schriftlicher Genehmigung des Verlages.

Midena Verlag
© 1998 Weltbild Verlag GmbH, Augsburg
Alle Rechte vorbehalten

Redaktion: Martina Reichel, Monika Schuch
Bildredaktion: Miriam Zöller
Umschlag: Beatrice Schmucker
Layout: Christine Paxmann, München
Grafische Gestaltung und DTP/Satz: Fischer's DTP-Studio, München
Litho: GAV, Gerstetten
Druck und Bindung: Offizin Andersen Nexö, Grafischer Großbetrieb, Leipzig

Gedruckt auf chlorfrei gebleichtem Papier

Printed in Germany

ISBN 3-310-00490-2

Die Autorin des Buches

Birgit Frohn ist diplomierte Humanbiologin. Als freie Wissenschaftsjournalistin und Buchautorin mit den Schwerpunkten Medizin, alternative Heilmethoden, Naturheilkunde und Ethnomedizin veröffentlichte sie zahlreiche Publikationen in der Fach- und Publikumspresse. Von Birgit Frohn erschien im Midena Verlag »Gesund und schlank mit Milch und Honig«.

Haftungsausschluss

Die Inhalte dieses Buches sind sorgfältig recherchiert und erarbeitet worden. Dennoch können weder Autorin noch Verlag für alle Angaben im Buch eine Haftung übernehmen.

Die Deutsche Bibliothek – CIP-Einheitsaufnahme

Birgit Frohn:
Nahrung als Medizin : Alles über die heilende Wirkung in unseren Nahrungsmitteln / Birgit Frohn. – Augsburg : Midena, 1998
ISBN 3-310-00490-2

Bildnachweis

AKG Archiv für Kunst und Geschichte, Berlin: 7 (Otto Brunfels); Bilderberg Archiv der Fotografen, Hamburg: 35 (Frieder Blickle), 93 und 105 (nonstock), 153 (Rainer Drexel); Foto Traudl Bühler, Augsburg: 38, 46, 80, 116, 118, 124, 147; FOOD Archiv, München: 16, 50, 54, 85, 116, 125, 137, 142, 144, 150, 151, 152, 154; Barbara Gandenheimer, Augsburg: 155, 157; Jens Kron, Augsburg: 21, 23, 27, 44, 60, 66, 70, 75, 141; MEV Verlag, Augsburg: 31, 133, 134, 135, 148; Photo PressBildagentur GmbH, Stockdorf/München: 64 (Krahmer), 127 (Stein), 136 (Hapf); Dr. Friedgard Schaper, Nürnberg: 36; Kurt Stein, Murnau: 114, 146; Studio für Fotografie und Illustration Sascha Wuillemet, München: 14; ZEFA Zentrale Farbbild Agentur GmbH, Frankfurt: 5 (Reinhard), 6 (Keller), 10 (Goebel), 82 (The missing picture), 96 (Jonas), 99 (Hackenberg), 100 (Wartenberg), 102 (Grinsven), 110 (Wartenberg), 112 (Pfander), 119 (Rosenfeld), 120 (Ruckszio), 121 (Rogee), 123, 130 und 131 (Hackenberg), 132 (Morsch), 136 (Rossenbach), 138 (Santos), 139 (Reinhard), 140 (Rosenfeld), 145 (Benser), 149 (Hans Adam); Titelbild: Fond: MEV Verlag GmbH, Augsburg; Einklinker: ZEFA Zentrale Farbbild Agentur GmbH, Frankfurt (Wartenberg); U4: ZEFA Zentrale Farbbild Agentur GmbH, Frankfurt (Lombardi)

Weiterführende Literatur

Daiber, Claudia: Schlank werden und bleiben mit der Kartoffeldiät. Die schmackhafte Vier-Wochen-Kur. Weltbild Buchverlag. Augsburg 1998
Frohn, Birgit: Gesund und schlank mit Milch und Honig. 140 einfache Rezepte zum Heilen und Pflegen. Midena Verlag. Augsburg 1997
Köst, Claudia: Schlank werden mit der Reisdiät. Der 7-Tage-Diätplan mit vielen köstlichen Rezepten. Weltbild Buchverlag. Augsburg, 3. Auflage 1998
Schwinghammer, Herbert: Essen, das intelligent macht. Mit der richtigen Ernährung zu geistiger Höchstleistung. Weltbild Buchverlag. Augsburg, 2. Auflage 1998
Sticht, Elisabeth: Heilen mit Quark, Buttermilch und Joghurt. Innere und äußere Anwendungen für Gesundheit, Schönheit und Fitness. Midena Verlag. Augsburg 1998

Register

Register